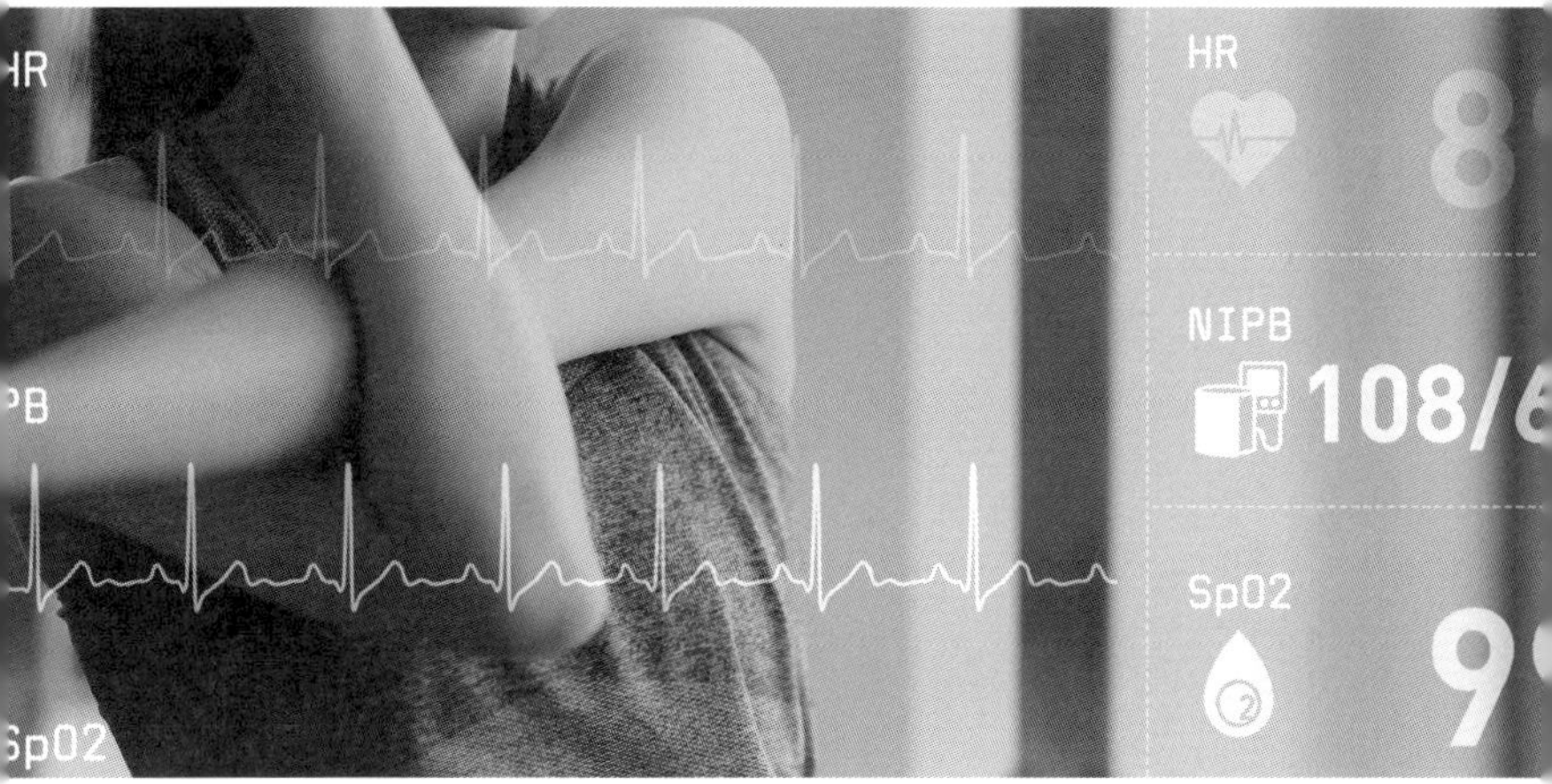

身体を壊す健康法

年間500本以上読破の論文オタクの
東大医学博士&現役医師が、
世界中から有益な情報を見つけて解き明かす。

医師／医学博士
柳澤綾子

Gakken

はじめに

年間500本以上の論文を読んで総合的に判断

最近巷にあふれては消えてゆく健康法をはじめとした健康情報。それ、本当に科学的根拠ありますか？　その情報、本当に正しいですか？　今あなたが行なっているその食事法、睡眠術、運動、風邪など病気の治し方、美容法など、本当に医学的に実証されていますか？

例えば、牛乳は身体にいいとする意見もあれば、身体に悪いという真逆の意見も出ています。それも医師をはじめとした医療従事者、いわば医療のプロによって見解がわかれたりもします。

他にも、糖質制限、ランニング、風邪の時の抗生物質、睡眠時間は１・５時間の倍数にするとよいといったことに対して、肯定する意見もあれば、否定する意見もあり、何を信じていいのかわかりません（ちなみに今挙げたこれらの事例、本書で全部真相を解き明かしますので、楽しみにしていてくださいね！）。

それも無理はありません。**世界では毎日何千本もの論文が新しく発表され、健康、ダイエットそして知育など、生活に直結する情報が、「科学的に正しい根拠」をもって目まぐるしく更新されていく**からです。

ちゃんと医療の動向を追跡していなければ、いくら医師国家試験を突破した医師でも、正しい知識は把握できない状況にあるのです。

そこで、**年間500本以上の医学論文に目を通してきた経験から、今皆さんに本当に必要な情報を、正しくそしてわかりやすくお伝えした本書を執筆することにしました。**

1万人以上の臨床経験と母親の目線から分析

これまでも、論文を中心にエビデンスを駆使して医学常識に切り込んだ書籍は発売されてきました。エビデンスとは聞いたことがある方も多いと思いますが、医学の世界では「臨床結果などの科学的根拠。その治療法などがよいとされる証拠」と定義されるもので、医学界ではよく使われる言葉です。

しかしこの類の書籍の著者には意外にも、現役で医療現場の最前線に立つ医師が少ないかもしれません。論文のかき集めに終始しているものや、論文をそのまま丸写しするにとどまっているものも少なくありません。医療の専門家でないことから、エビデンスの本質をつかみ、それを駆使して総合的に判断して論を展開するのに限界があるのかもしれません。

その点で私は、現役の医師として現場に立ち続けています。**1万人以上の臨床経験を持つため、机上の理論にとどまりません。豊富なエビデンスを集められるだけでなく、使いこなすことができます。**

医師だけでなく、**研究者としての顔も持ちます。**東京大学医学系研究科公衆衛生学客員研究員としても勤務しています。

東京大学大学院医学系研究科博士課程修了の医学博士でありますが、大学院時代から公衆衛生学を専攻し、社会疫学、医療経済学およびデータサイエンスも学んできています。

さらにはアカデミックな世界だけでなく、**小さな娘を持つ母として、**子どもにも安心できる医療や健康についても毎日考え、実行に移しています。世の中の多くのお母さんをはじめ親御さんでも無理なく実践できる方法や考え方も、本書では目指しました。

どなたにもわかりやすく読んでいただけるように書いてみましたので、ぜひご覧ください。

本当かどうかを一度疑う姿勢こそ大事

ところで本書のタイトルは「身体を壊す健康法」となっていますが、全部が全部、身体を壊す健康法を紹介したものではありません。

今や最も信頼できるエビデンスからは信じにくいものの、まだそれが正しいと思って実践しているケースが多い健康法を紹介し、そこにメスを入れて、実際は何が今現在正しいとされているのかを解明したく、このようなタイトルをつけました。

本当に身体を壊してしまう健康法もあれば、身体を壊すとまでは大げさかもしれないけれど、あまりにもずっと続けたり極端に行なったりしてしまうことで（偏った食事をしてしまうなどで）、本当に身体を壊してしまう健康法もあります。そんな危険なほうに向かってほしくないので、そこに警鐘を鳴らすためにあえて「身体を壊す健康法」と申し上げた面もあります。

ちょっと怖がらせてしまったかもしれずその点は恐れ入りますが、危機意識をもって一度疑ってかかることは、健康情報に対してのみならず大切なことです。

とはいえ、「えっ、そうだったの……。信じられない!! で、どうすればいいの⁇」という感じで、楽しみながら読んでいただければ幸いです。

本書を通じて1人でも多くの方が、健康ライフを無理なく継続できることを願ってやみません。

2023年9月　柳澤綾子

CONTENTS

はじめに

年間500本以上の論文を読んで総合的に判断 002

1万人以上の臨床経験と母親の目線から分析 003

本当かどうかを一度疑う姿勢こそ大事 005

第1章 食事、栄養

File.01

赤身肉でやせるエビデンスは存在しない。むしろがん発症率上昇を気にすべき

赤身肉の摂取が増えると体重は増加傾向にある 026

▼赤身肉とは霜降りや脂以外の部分ではない 027
▼発がん性が高い肉は加工肉だけではない 028

File.02
よくある表示「レタス○個分の食物繊維」。
レタスには食物繊維は、そんなに入っていません
▼レタスの実際の食物繊維の量ってどうなの？ 031
▼レタスが基準として使われるようになった理由 033
▼その他の有効な心理効果を用いた表記 034

File.03
牛乳で骨が丈夫になるエビデンスは出ていない
▼乳製品を摂るほうが骨折率が高いという研究結果 037
▼特定の食品と健康との関連を結論づけるのは極めて難しい 039

乳製品を肯定する研究と、否定する研究の両方が存在する 040

File.04

貧血気味の人、要注意！
今のひじきに鉄分はほとんど含まれていない

貧血とは血液の量自体が少ないという意味ではない 042
厚生労働省推奨の鉄分量の摂取はかなり難しい 043
昔のひじきと今のひじきは全く違う食べ物 045

File.05

糖質制限をする前に必ず読んでください。
やせる炭水化物、存在します

揚げ物の油は脂肪にはならない 048
茶色い炭水化物を摂るほうがやせた 050

File.06
塩分は調味料としてより加工食品から、知らず知らずのうちに大量に摂っている
悪者扱いされる塩分、体内では必須の物質 053
日本の塩分摂取基準は世界基準よりも甘い 055
しょっぱいから塩分が多いとは限らない 056

File.07
「ベジタリアン」よりも「ペスカタリアン」を目指せ
似て非なる「ベジタリアン」「ヴィーガン」「ペスカタリアン」 059
魚が乳がんや大腸がんを減らす 062

File.08
オーガニック食品は安心、とする
健康エビデンスはほとんど出ていない
意外に知られていないオーガニック食品の定義 064
精度の高い研究自体、実行が極めて難しい 067

File.09
総カロリーを減らそうとすると、
健康とダイエットから遠ざかることがある
カロリーが高そうなナッツで体重が減った 072
カロリーが同じクッキーとブロッコリーは栄養が同じなの？ 074
日本人女性と未就学児の9割は、糖類の摂りすぎ 076

File.10
サプリメントはごく一部を除いて、有効性は確立されていない
▼サプリメントは日本だけでも1兆円超の巨大市場 078
▼サプリが有害であるとした研究もある 080
▼サプリはメインではなく、あくまで補助として使う 082

第2章 睡眠、入浴

File.11
「睡眠周期は1・5時間だから、6時間後に起きるとスッキリ」はしません

▼睡眠時間1・5時間説はこうして誕生した 086
▼時間の経過とともに浅い眠りが増えていく 088
▼日本は世界有数の睡眠不足国家である 090
▼寝ないと太る 091

File.12
「低血圧」と「朝が苦手」の関係性は、ほぼなし

▼最新の推奨血圧は、上が120未満 093
▼低血圧には3種類が存在する 095
▼低血圧だと朝が弱い、というエビデンスはない 096
▼夜に入浴やリラックスをするほうがいい 097

File.13
寝坊や居眠りは、怠け癖よりも深刻な疾患で起きている可能性アリ
客観的な数字がよくても、本人が満足しないとダメ 099
睡眠障害は怠惰によるのではなく疾患。種類もいろいろ 102
酒やカフェインを避け、日光を味方につける 104

File.14
「ぬるめのお風呂でゆっくり半身浴が健康にいいらしい」は、特別な疾患がある人だけ
日本人は欧米人よりも浴槽に浸かるのが大好き 106
入浴が多いほど脳卒中や心筋梗塞が減った 108
半身浴と全身浴の定義と意義 108

第3章 運動

File.15
1日1時間のランニングで寿命が7時間延びるという研究報告が出ました
その時にできることをすればいいだけ 114
健康上のコスパのいい歩数が存在します 116

File.16
子どもの安全のために、すぐに遊びを止める。この傾向で骨折は50年で2倍以上に〝増加〟
全学年で子どもの骨折は増加傾向 120
適度な負荷は骨の強化に必須 122

第4章 予防、治療

File.17
擦《す》り傷、切り傷は、すぐに消毒を！……、しないでください。
▼傷ができたら必ず感染するとは限らない 128
▼消毒液を使ったら100%感染してしまった 130
▼生理食塩水を使えばしみない&ダメージが少ない 131

File.18
9割程度の風邪に抗生物質は効かない。むしろ悪影響のほうが多い
▼免疫ができたはずなのに、何でまた風邪をひくのか 135

市販の風邪薬は菌もウイルスも倒せない 137
抗生物質が細菌を進化させてしまう 139

File.19
ビタミンC自体には
風邪を予防する効果も改善する効果もない
ビタミンがそもそも何者か知ってます? 142
世界中の研究を分析した高精度の研究でわかったこと 144
他のビタミンは風邪には効くの? 145

File.20
風邪の時は「まずはたくさん汗をかくために
体を温めよう」は違う
体温上昇だけで体中でたくさんのことが起きている 148

▼熱が上がったからといって、すぐに解熱剤を飲まない 150
▼寒気もないうちから温かくしないほうがよい 152

File.21
がんは遺伝だから対策がない、は間違い
▼「日本はがんが増えている」とマスコミは報じているけれど…… 155
▼がんによる〝死亡者の数〟と〝死亡率〟を区別する 157
▼95%以上がワクチンで予防できるがん 158

File.22
休肝日を設ける程度では、肝臓は休まらない
▼肝臓は500種以上の仕事をこなしている 160
▼アルコールの強さは遺伝で大きく決まる 164

▼お酒は1日にどれくらいまで飲んでも平気か？ 166

File.23
太陽光で目が悪くなる、は過去の話。
近視の防止に太陽光が有効であることが判明

▼近視は治らない。防ぐか進行を遅らせるかである 168
▼1日2時間以上日光を浴びると近視が抑制できる 170
▼外遊びと、遠くを見る習慣を根づかせる 172

File.24
暗い所で本を読むと目が悪くなる、とは限らない

▼中学生以上の半分以上は視力が悪い 174
▼暗いかどうかよりも近いかどうか 176

File.25
子どものアレルギーに対する見解が
この20年で二転三転してきたワケ
アレルギー反応は本来は防御反応 180
アレルギーには大きく4種類がある 182
ナッツはむしろ早くから口にしたほうがいい 183

File.26
冷え性の人こそ分厚い靴下は危険
分厚い靴下は血流を悪くする 187
家に着いたら靴下はまず脱ぐ 189

第5章 美容

File.27

かかとのカサカサは、角質を削り、保湿クリームを塗るだけでは治らない

かかとがカサカサしやすい全員に共通した2大原因 192

カサカサを防ぐ正しい対応策 194

File.28

美顔器やローラーを使うことで、たるみやシワをかえって助長してしまう危険性アリ

たるみやシワを引き起こす3大原因 198

ローラーや美顔器は向きが超大事 200

第6章 メンタル

File.29
ストレスって気の持ちようでは決まらない。ストレスの定義は科学的にきちんと存在する
身体が必要とする以上にホルモンが過剰分泌される状態 206
血管系疾患はストレスで増えてしまう 209
ストレスは防げない。解消するものである 210

File.30
気分が落ち込んで食欲が出ないのを放置するべからず。メンタル不調は栄養不足が原因のことも多いから
脳内で作られるホルモンや神経伝達物質に必要 212

食物繊維とタンパク質が実は超重要 214
魚、豆腐、海藻サラダ、ヨーグルトは最強 217
参考文献 219
おわりに 230

装丁デザイン　菊池 祐
本文デザイン・DTP　荒木香樹
イラスト　フクイヒロシ
校　正　合田真子
企画協力　長倉顕太、原田翔太（The Authors' Club）
装丁写真　イメージカット：©iStockphoto.com/metamorworks／
人物：Amiri Kawabe

第1章

食事、栄養

File.01

赤身肉でやせるエビデンスは存在しない。むしろがん発症率上昇を気にすべき

赤身肉の摂取が増えると体重は増加傾向にある

「さしの入った肉は脂分とか脂肪が多いからダメだけど、赤身はタンパク質が豊富で栄養もたっぷりだから、赤身のステーキだけ食べるダイエットしてるんだ」。一時期とても流行っていたように思うのですが、これ、本当に科学的根拠はあるのでしょうか?

現在この問いに一番の答えになりそうな研究は、2011年にアメリカで発表された大規模研究です。ハーバード大学の研究チームがおよそ12万人を対象に12~20年間追跡調査を行い、食生活と体重変化の状態をまとめたものでした(1)。他にもわかったことはたくさんあ

るので、詳細はp73のほうにゆずりますが、**「牛肉や豚肉などの赤身の肉の摂取量が増えると、体重は増加傾向にある」**ということも示されました。

ここからわかることは、現在言われている「赤身の肉のステーキを食べるダイエット」は、科学的にはあまり理にかなっていないようであることです。

ではなぜ、この赤身肉ダイエットという概念が出てきたのでしょうか。

赤身肉とは霜降りや脂以外の部分ではない

そもそも「赤身肉」（red meat）というのは、正確にはどんな肉のことを指しているのでしょうか。和牛などの霜降りではない部分のお肉を「赤身」と呼ぶことがあるので、何となくそのような肉の部位のことだと思ってしまいがちでしょう。そこから赤身肉主義の考え方が広まったと推測されます。

しかし栄養学的に言う**「赤身肉」とは、特定の部位を指すわけではない**ようです。**「赤身肉」とは、牛や豚、羊などの、調理前に赤みがかった哺乳類の肉のこと**を指すそうです。赤く見えるのは鉄分を多く含んでいるためで、Ｌ－カルニチンを多く含むので脂肪燃焼効果が高く、低脂肪高タンパクでダイエット向きに見えます。

一方、**白身肉（white meat）とは、鶏肉やうさぎ肉などの白っぽい肉**を指します。豚肉は伝統的に白身肉に分類されていたこともあったようですが、現在栄養学上は赤身肉に分類されるようです。つまり脂分の少ない鶏肉は、赤身肉とは言えなそうなのです。

さらに「加工肉」というものがあり、これは保存を目的としたり何らかの風味を追加したりするために、何か加工を施した行程がある肉のことを指します。ソーセージ、ハム、サラミやビーフジャーキーなどがこれにあたります。

発がん性が高い肉は加工肉だけではない

世界保健機関（ＷＨＯ）の研究機関で、国際がん研究機構（International Agency for Research on Cancer：ＩＡＲＣ）という組織があるのですが、ここが２０１５年にあるレポートを発表しました（2）。

加工肉は人に対して発がん性のあるとされる「グループ１」に加え、牛肉や豚肉、羊の肉などの赤い肉は、人に対しておそらく発がん性のあるとされる「グループ2」があるとしたのです。加工肉に対しては1日当たり50g摂取するごとに大腸がんのリスクが18%増えると推定され、また赤身肉に関しては、こちらは加工肉ほどの強いエビデンスではないにせよ、

1日当たり100g摂取するごとに大腸がんのリスクが17%増加すると推定されました。

また既に2007年には、世界がん研究基金（WCRF）と米国がん研究協会（AICR）による報告があり、赤身肉および加工肉の摂取は大腸がんのリスクを上げることが「確実！」と判定されており、赤身肉は（調理した後の重さ換算で見て）およそ週500g以内、加工肉はできるだけ控えるよう勧告されています(3)。

これらの結果を踏まえて、日本の国立がん研究センターでは次のような発表を行なっています。「日本人の赤身肉・加工肉の摂取量は1日当たり63g（うち、赤身肉は50g、加工肉は13g）(4)で、世界的に見て最も摂取量の低い国の一つである」。

国内での研究では、45歳から74歳の男女約8万人を対象に赤身肉・加工肉摂取量と大腸がん罹患リスクについて追跡調査を行なったコホート研究（仮説として考えられる要因を持つ集団と持たない集団を追跡し、両群の疾病の罹患率や死亡率を比較する研究）の結果を、2

011年に発表しており(5)、ここでは左記の結果が報告されています。

■女性では毎日赤身肉を80g（調理前の重量換算、調理後は20％程度重量が減少）以上食べるグループで結腸（盲腸・直腸以外の大腸の大部分）がんのリスクが高く、それ以下の摂取量ではリスク上昇は見られていない

■男性では鶏肉も含む肉全体では摂取量の最も高いグループでリスク上昇が見られたが、赤身肉では特に関連は見られていない

■加工肉については男女ともに関連は見られていない

日本人は元々それほど赤身肉や加工肉の摂取量は多くないため、一般的な日本人の摂取量であればそれほど健康被害を気にすることはないでしょう。しかし積極的な摂取は、避けたほうが賢明です。

結論

▼ダイエット目的などで意図的に赤身肉をたくさん食べ続けることは、推奨できない

File.02

よくある表示「レタス○個分の食物繊維」。レタスには食物繊維は、そんなに入っていません

レタスの実際の食物繊維の量ってどうなの?

スーパーやコンビニ、CMなどで、とてもよく目にし耳にする「食物繊維がレタス○個分」の表示。「そもそも、何でレタス換算なの?」と思ったことはありませんか。

「東京ドーム何個分」や「富士山何個分」の表記もよく目にするけれども、この場合は何となく大きさの想像がつくもので、割とみんなが知っているものと比較してくれているのだな、とわかります。でも正直、レタスに食物繊維がどのくらい入っているのか……。すぐにわかる人、ほとんどいないんじゃないですか?!

レタスはサラダにいっぱい入っているから、きっと食物繊維も多いのだろうと思う程度で、野菜の中でレタスは食物繊維が多いほうなのかは全く想像つきません、って方が大半かと。

実はレタス、野菜の中でも食物繊維は決して多いほうではありません。もっと多い野菜はたくさんあります。

ではなぜ「レタス〇個分」の表記が定着しているのでしょうか。ここには面白いカラクリが隠れています。理由や脳の仕組みについて、一緒に考えていきましょう。

レタス１００ｇあたりの食物繊維含有量は、約１・１ｇ程度であると言われています。同じ量の

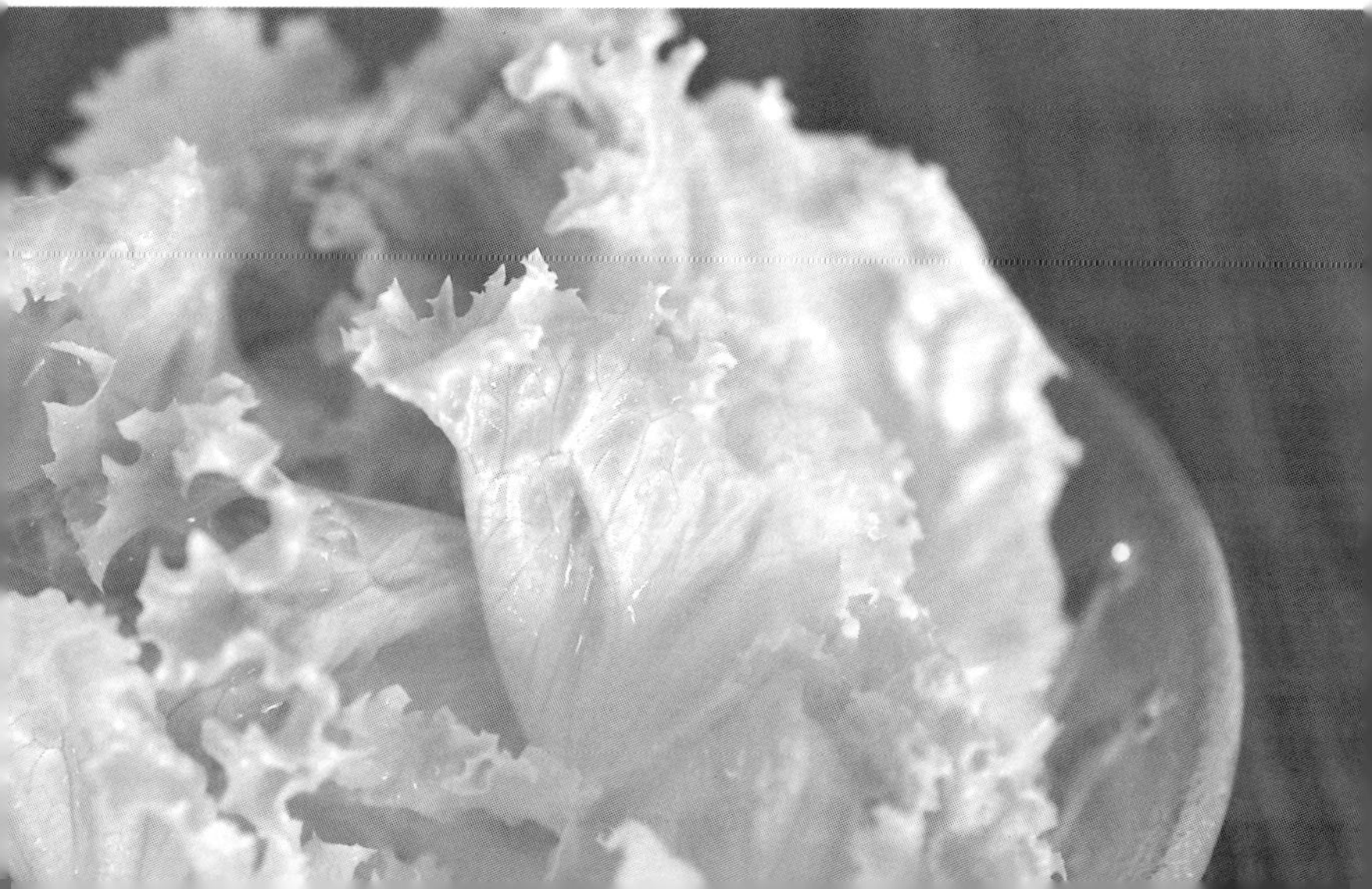

サツマイモと比較した場合、**サツマイモ100gに含まれる食物繊維の量は2・2g。つまりレタスの食物繊維含有量は、サツマイモの半分**です。ということは、レタス、多くないですよね。

もっとわかりやすい例では、ゴボウ100gに含まれる食物繊維の量は何と5・1g。つまりこれは**ゴボウのほうが、レタスよりも約5倍も食物繊維が多い**ということになります。

やはりレタスは、どうやら野菜の中でも食物繊維が多く含まれる部類ではなさそうです。

日本人の食品摂取基準を参考に見てみると、成人男性の基準では**レタス（1玉500gとした場合）4玉は食べないと、1日に必要な食物繊維の摂取目標量（20g以上）に達しない**ことになってしまいます。現実的な数値ではないな、と思います。

レタスが基準として使われるようになった理由

ではなぜ、レタスで換算するのが通例になっているのでしょう。この表現がとてもよく使われているのには、もちろん理由があるのです。

1つ目の理由は、**もう既に食物繊維といえば「レタス何個分」という表現が定着してし**

まっていること。今さら新商品に「ごぼう1／2本分の食物繊維』と表記されても、これまでの旧商品と比較して多いのか少ないのかわかりません。ですから換算には、一般の人に浸透するような基準が必要なのです。

2つ目の理由としては、「シャルパンティエ効果」という脳の錯覚が使えること。「シャルパンティエ効果」とは、比較対象となるものを置き換えることで、その商品の効果についてイメージアップを図ることができるものです。

レタスといえばサラダの材料の代表格だし、ヘルシーそうで食物繊維も多そう、というプラスのイメージを持っています。そのプラスイメージのレタスが何個分も入っているなんてお手軽で素敵そう、と思わせる効果が期待できるのです。

その他の有効な心理効果を用いた表記

他にも同様の効果を期待する方法として、「フレーミング効果」と呼ばれる、見せ方を変えることで脳の錯覚を使う手法もよく見られます。

同じ量でも数字の表記次第で、あたかもより多くの成分が入っているように思わせること

ができます。例えば、「タウリン1g」よりも「タウリン1000㎎」、「ビタミンC1g」よりも「ビタミンC1000㎎」と表示されているほうが、何だかたくさん入っていて、効きそうな気がしてきませんか？　冷静に考えれば、1gも1000㎎も全く同じなのですが、後者のほうがだいぶ多そうに思えてしまいます。

このように同じことを表すのに、表現方法が違うだけで受け取り側の印象が変わることを期待して表示を行なっているということにも、注意が必要です。

また「ハロー効果」と呼ばれる錯覚もあります。**海外の大学のすごそうな先生が開発！　など、その所属や肩書きをアピールすることで、実際は関連が薄くてもその商品自体の信頼性が一見高まったように見えてしまう効果**を指します。

同様に**憧れのアイドル、俳優やスポーツ選手といった有名人が愛用！　といった商品PR**も同じような効果を出すことができるのです。

「ウインザー効果」というものもあります。例えば自社の製品をその会社の社長がよさやすごさを力説していても、説得力はあまりないのですが、ネットショップの口コミなどの一見関連のなさそうな**第3者からの評価であれば、信頼できる！　と思い込んでしまう効果**のこと

よくある表示「レタス○個分の食物繊維」。レタスには食物繊維は、そんなに入っていません

です。

レタスの食物繊維含有量と比べて多いか少ないかは、実際はそれほど大事ではないということになります。本当に大事なことは、表記に含まれるいろいろな錯覚効果に惑わされることなく、自分で情報をきちんと評価すること。

食物繊維自体は、近年非常に重要性を指摘され始めている**腸内細菌の大切な栄養素になるため、きっちり摂取することが大事**です。

結論

▼レタスに食物繊維はそんなに入っていない。サツマイモやゴボウのほうがはるかに多い

▼レタスは食物繊維の基準として昔から使われているので、おそらくこれからも使われ続けられそう

▼数字の言い換え、権威のある大学や著名人を使うなど、他にも多そうだと思わせるテクニックはたくさん存在するので、これらに惑わされないようにする

File.03

牛乳で骨が丈夫になるエビデンスは出ていない

乳製品を摂るほうが骨折率が高いという研究結果

「骨を丈夫にするためにも、牛乳はしっかり飲みましょうね」「牛乳飲まないと大きくならないわよ」とお母さんから言われた人も多いのでは？　牛乳にはそんなパワーがあるようなイメージもあります。

でもよくよく考えると、これって本当なのでしょうか。世界各国でも乳製品の健康に関するデータの研究は進んでいます。今現在どんなエビデンスが出ているのか、観察して行きましょう。

これに関しては実は１９８６年の報告と少し古いのですが、大きな衝撃を与えたハーバード大学での研究（1）がありました。

骨折率（大腿骨骨折）については、乳製品を多く摂っている国のほうが、乳製品をあまり摂らない国よりも高い、という発表でした。さらに日本の研究者からもそれを裏づける研究結果が発表され（2）、大きな話題となりました。

その後も欧米で10個のコホート研究によるメタアナリシス（「メタ分析」や「メタ解析」とも呼ぶ。幾分か類似する研究の複数の結果を統合し、ある要因が特定の疾患と関係するかを解析する統計手法）や、別のグループによって行なわれた6つのコホート研究を用いたメタアナリシスなど（3）（4）（5）（6）が行なわれました。しかし、エビデンスレベルが現在最も高いとされる研究手法だとされている、メタアナリシスによるシステマティックレビュー（研究論文を系統立てて検索・収集し、類似した研究を一定の基準で選択・評価し、科学的な手法を用いてまとめ上げて作成した評価）をもってしても、実は**研究結果は一貫した方向性を示していない**のです。

現在の統計手法の最先端を駆使しても、この「牛乳は骨にいいのか問題」は未だに結論が出ていないのが現状ということです。

特定の食品と健康との関連を結論づけるのは極めて難しい

ここが**食品と健康の研究の最大の難関ポイント**なのですが、例えば今回のような「乳製品と骨折」などの研究の場合、研究を難しくしている理由は、「食品はそれ単品で摂取するわけでもないし、それ単品しか食べないわけでもない」という所なのです。

つまり1種類の食品に注目するのだとしても、今回で言えば乳製品ですが、この場合でも乳製品＝カルシウムだけから成り立っているわけでもありません。また乳製品だけを食べ続けている群が設定できるわけでもないですし、食べている分量も種類も環境だって違います。

統計手法はものすごい速度で進歩しているため、どんどん研究の精度は上がっていると考えられていますが、それをもってしても研究の対象外となる様々な要因を可能な限り排除し、データから可能な限りのバイアスを取り除く努力もし、なおかつコホートというかなり時間も労力もかかるタイプの研究をいくつも集めて、解析し直すという途方もないプロジェクトをもってしても、食品と健康に関する研究が今なお白黒はっきりさせるのが困難な理由はここにあるのです。

乳製品を肯定する研究と、否定する研究の両方が存在する

ただ、研究によってわかってきていることもあります。乳製品を多く摂っている人に健康上のメリットが出ている研究をいくつか紹介しましょう。

乳製品を多く摂っている人ほど**脳卒中や循環器系の血管疾患やそれによる死亡率**が、あまり摂っていない人に比べて低い傾向にあるという報告がいくつか出ています(6)。しかし、低い傾向にあることがわかったというくらいのもので、**食べると絶対に発症予防になるから食べましょうというほど強い結果は出ていません**(7)(8)(9)。

同様に糖尿病に関しても、乳製品を多く摂っている人ほど発症のリスクが低いという関連が示唆《しさ》されている研究も出ています(10)。

でも逆に、**健康上のデメリットの報告も少なからず出ています。**

2014年にイギリスの権威ある雑誌に報告された研究では(11)、男女ともに牛乳摂取量が多い人ほど死亡率、骨折率が高く、酸化ストレスや炎症性バイオマーカー(血液中にある

病状の変化や治療の効果の指標となるもの）の値が高いことが、スウェーデンの研究者らによるコホート研究の結果によって報告されました。

ただこの研究も他の研究と同様に、食品研究の難しさのために、交絡因子や逆作用現象などが排除しきれていない可能性もあり、やはりなかなか解釈が難しい所です。

とはいえ、**骨のためにカルシウムやビタミンDが必要なことは変わりはないので、牛乳からだけではなく、カルシウムが摂取できるタイプの食品を、バランスよく摂ってゆくことが大事であることに変わりはなさそう**です。

結論

- **▼牛乳をはじめ乳製品を摂るほうが、骨が丈夫になると言いきれる研究結果は出ていない**
- **▼病気の発症率についても、乳製品を摂るほうがよいとする研究と、摂らないほうがよいとする研究が存在する**
- **▼骨のためにはカルシウムとビタミンDは必須なので、牛乳に限らずあらゆる食品から摂取したい**

File.04

貧血気味の人、要注意！今のひじきに鉄分はほとんど含まれていない

貧血とは血液の量自体が少ないという意味ではない

「私貧血なんだよね」。女性同士の会話で時々交わされるこの「貧血」。そもそも貧血って、一体何なのでしょう。血が貧しいという字が示す通りなのですが、これは体の中の**血液が足りないという意味ではありません。**

血液とは主に、赤血球、白血球、血小板などの血球成分が、血漿《けっしょう》と呼ばれる液体の中に混ざっているもの。この中の赤血球と呼ばれる成分のおかげで血液は赤く見えます。

そしてこの赤血球の中に含まれているヘモグロビンという成分が、主に鉄分からできています。このヘモグロビンが、人間が大気中から吸い込んだ酸素をくっつけて、血液に乗って流れていき、全身隅々の細胞まで酸素を運んで行ってくれるおかげで、細胞たちは生きてゆくことができるのです。

このヘモグロビンの濃度が低くなった状態のことを、貧血と呼びます。簡単に言ってしまえば、**ヘモグロビンが不足した状態**です。

後述しますがヘモグロビンは鉄分から作られることから、この鉄分が血中から不足する状態も貧血と呼ぶこともあります。

厚生労働省推奨の鉄分量の摂取はかなり難しい

この貧血という症状、物理的に体内で作られるヘモグロビンの量が足りない場合もありますし、逆に体内で一生懸命作ってもそれを上回る量が体内から出て行ってしまう場合にも起こります。

もちろん大きなケガ、胃潰瘍《いかいよう》からの出血などの場合にはこの後者の場合に当てはまりますし、月経（生理）による経血も同じく後者に該当します。月経のある女性の5人に1人は貧血と言われています。中でも女性に特に多いのが「鉄欠乏性貧血」と呼ばれる文字通り鉄が欠乏しているタイプの貧血。月経が原因となっていることも多く、調査によると1度の月経につき約30㎎もの鉄分が失われているとも言われます。

さらに、貧血の診断基準である「ヘモグロビン値（Hb）」は正常範囲でも、**体内の貯蔵鉄である「フェリチン」が不足している、通称「かくれ貧血（潜在性鉄欠乏症）」**に該当する人は、予想以上に多いのではないかと推測されています。

平成21年の国民健康・栄養調査（1）によれば、**20〜49歳までの閉経前の女性では、平均して約65％もの人がフェリチン25ng／㎖未満でしたが、これは重度のかくれ貧血に該当**することになります。さらにこの中の約15％は12ng／㎖未満という完全なる貯蔵的枯渇でした。

一般的に基本的な血液検査で検出する値が、フェリチンではなくヘモグロビンの値であることが多いため、このかくれ貧血は発見されにくいと考えられています。

厚生労働省が推奨する1日の鉄分の摂取量は、月経のある成人女性で10・5〜11・0㎎。

妊娠初期・授乳期は＋2・5㎎、妊娠中期・後期は＋9・5㎎と言われています（日本人の食事摂取基準2020年版）(2)。しかし、**理想的な食事をしている人でも、1日約10㎎（吸収量は約1㎎）の鉄分しか摂れていません。**鉄分って、必要量に達するのがかなり難しいのです。

昔のひじきと今のひじきは全く違う食べ物

「あ、鉄分が必要なのね。だったらひじきが手っ取り早いんじゃない？」。そう思ったあなた、ちょっと待ってください！

文部科学省が発行している『日本食品標準成分表』。1950年に初版が作られて以来、現在の最新版の2020年版までに8回改訂されています。最近の改定で話題になったのが、鉄分の王様とも言われていたひじきの鉄分量でした。**ひじき100gあたり55㎎あった鉄分が6・2㎎と、突然9分の1の値に激減……**、衝撃が走りました。

原因はまさかの製造方法にありました。かつてはひじきの製造に使われる釜の主流が鉄だったのですが、工業生産されてゆく中で多くのひじきが鉄鍋ではなくステンレス鍋による製造に変わったからららしいのです。

つまり、**元々海藻としてのひじき自体に含まれている鉄分ではなかった**ということで、現在スーパーなどで売られているひじきには「鉄」が多いものは残念ながら少ないそうです。

ちなみに切り干し大根も、製造工場でのステンレス製カッターの普及を受け、鉄分が9・7㎎から3・1㎎に減っているそうで、製法によりこんなにも影響を受けるなんて驚きですね。

食品に含まれる鉄分には

①**「ヘム鉄」**：肉や魚の赤く見える部分に多く含まれる

②**「非ヘム鉄」**：野菜や穀類、豆腐などに多く含まれる

の2種類があります。

動物性由来のヘム鉄は、人体への吸収率がおおよそ10～30％と高いことが特徴と言われています。さらにヘム鉄は「ヘム」というタンパク質に包まれた状態の鉄で、他の食品と一緒に摂っても吸収を妨げられない点が特徴です。

一方の植物性由来の非ヘム鉄は、胃で吸収しやすい形に変換されたのちに、小腸で吸収されます。しかしヘム鉄に比べると吸収率は5％以下と低いため、食べ方にひと工夫して吸収率を上げることが大事です。さらに一緒に摂ると吸収率が下がる食品もあるため、ここも大切なポイントです。

■ヘム鉄の多い食べ物：やっぱり**レバー**。その他**肉や魚の赤く見える部分**なども豊富です
■非ヘム鉄の多い食べ物：**豆類、大豆加工食品（納豆や豆腐）、小松菜**
■両方摂れる：**アサリやしじみ**
■お勧め調理法：**鉄鍋や鉄瓶の使用、またお湯を沸かす時に中に入れて一緒に茹でるタイプの鉄玉の使用もお手軽で有効**です

結論

▼**レバー、肉や魚の赤く見える部分、豆類、アサリなどを食べる**
▼**鉄鍋や鉄玉を使う**

File.05

糖質制限をする前に必ず読んでください。やせる炭水化物、存在します

揚げ物の油は脂肪にはならない

数年前から世間では盛んに、「糖質制限」やそれを用いたダイエットが流行っているような気がしませんか？　糖質制限と聞けば聞くほど、気になりませんか？　きっとその糖質制限とやらをやれば、やせるのではないかと。「みんなやってるみたいだし、とりあえず夜ご飯でお米を食べるのやめようかな？」とか「ランチの定食のご飯を小ライスにしてみようかな？」とか。

でも、ちょっと待ってください。その糖質制限って一体何か、そもそも知っていますか？

そしてそれが、どのようなメリット・デメリットをもたらすか知っていますか？　まずはそこから始めましょう。

アメリカ糖尿病学会（ADA）(1)は、糖質制限の一種「低炭水化物食（糖質制限食）」を「1日の糖質摂取量130g以下、または従来の基準の2000kcalの26％以下」と定義しています。

ハリウッドセレブが多く実践していることで有名になった糖質制限ダイエットの代表格「アトキンス・ダイエット」と呼ばれる糖質制限は、さらに制限を課すもので、「1日の糖質摂取量が50g以下（1食20g以下）」にするように言われているようです。

ではこの「糖質」とは、そもそも一体何者なのでしょうか。

糖質とは、三大栄養素（炭水化物、タンパク質、脂質）の中の炭水化物の一部です。炭水化物は、人が消化吸収できる「糖質」と消化できない「食物繊維」の2つに分けられますが、今回はダイエットに関する話なので、吸収できるほうの糖質について考えてみましょう。

糖という字面《じづら》から「甘いもの」というイメージを抱くかもしれませんが、**実際体内で使用される糖質は、「甘いか・甘くないか」は関係ありません。**甘い砂糖や果物由来の果糖も、じゃがいもやお米などに入っている甘くないデンプンも、どちらも糖を含みますが、小腸で消化吸収される際にはブドウ糖に分解され吸収されるので、結果的に同じものになります。

この体内に吸収されたブドウ糖は主に体を動かすためのエネルギーとなりますが（脳を活性化するのにも大事な働きをする）、摂りすぎたりして余ったブドウ糖は体内で貯蔵するために、脂肪に変換されてしまいます。一方でよく勘違いされるのですが、**揚げ物の油が脂肪になるわけでもない**のです。

ということはつまり、このブドウ糖が体内で余らなければ、脂肪にならないわけ。よって「糖質を制限すれば、理論上は脂肪になる材料がなくなるじゃないか」というのが、糖質制限ダイエットのそもそもの理屈なわけです。

茶色い炭水化物を摂るほうがやせた

ここで、「茶色い炭水化物」を摂取するメリットに関する研究結果をお示ししましょう。

２００４年にアメリカで行なわれた研究（2）によると、**茶色い炭水化物の摂取量が1日あたり40g増えるごとに、8年間での体重増加が1・1kg“減る”**ことがわかりました。その他にも複数の研究で、茶色い炭水化物の摂取量が多い人ほどBMIが小さく、ウエスト（腹囲）の数字も小さい傾向にあることが示唆されています(3)（BMI：ボディ・マス指数。［体重（kg）］÷［身長（m）の2乗］で算出される値。肥満や低体重の判定に用いる。数値が高いほど肥満だと診断される）。

茶色い炭水化物というのは例えば、**全粒粉の小麦、玄米や蕎麦《そば》粉**などを指します。これに対して、全粒粉を精製して作られたきれいな白い小麦粉、同じく玄米を精米した白いきれいな白米、これらは茶色い炭水化物に対して、精製された白い炭水化物ということになります。

精製された白い炭水化物ではなく、精製してい

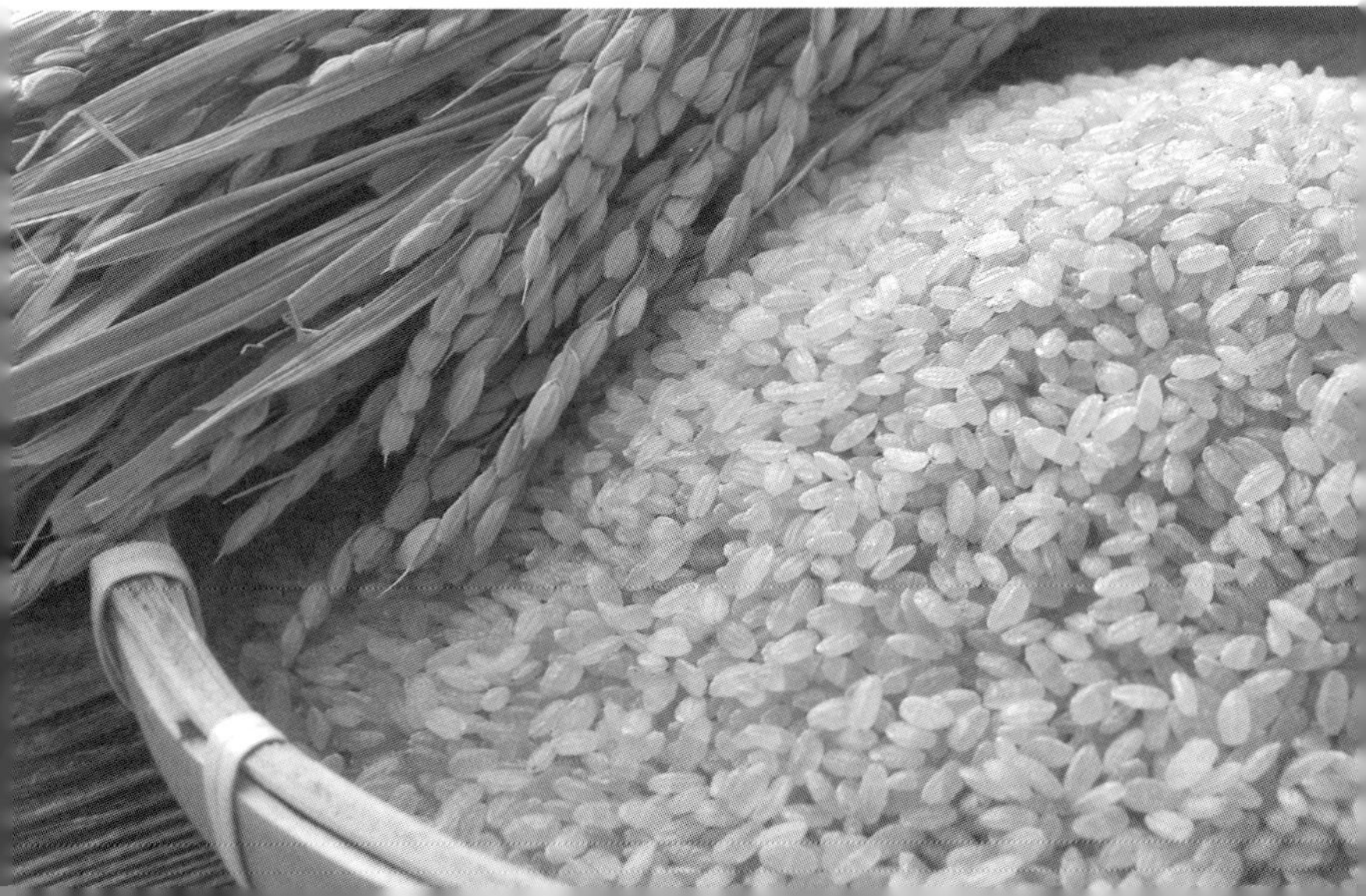

ない茶色い炭水化物を摂ることで体重減少が期待でき、糖尿病のリスクが低い（4）ということです。しかも、大腸がんのリスクや死亡率も低いという研究結果まで出ています（5）。一体、なぜでしょうか。

これは、全粒粉の外皮などに含まれる不溶性の食物繊維やその他の栄養素が、健康によい影響を与えているためではないかと考えられています。最近の研究では、食物繊維を栄養にしている腸内細菌のたくさんの有効な働きが少しずつわかってきているので、このあたりとも関連している可能性もあり、まだまだ今後の研究成果が楽しみですね。

以上から、**何でもかんでも糖質を制限するのではなく、適切な茶色い炭水化物を適量食べるようにすることが、健康を促進し、太りにくくもなる**と言えるのです。

結論

▼茶色い炭水化物を摂るのがお勧め

File.06

塩分は調味料としてより加工食品から、知らず知らずのうちに大量に摂っている

悪者扱いされる塩分、体内では必須の物質

「私はそれほど食べ物にお塩とかかけないから、塩分摂りすぎってことはないと思う」「自分の場合どっちかというと甘いものが好きだから、塩分は心配いらない」。そんなふうに思っていませんか?

実は私たちの食生活のありとあらゆる所に、塩は予想以上にひっそりと入っていたりします。

私たちが子どもの頃から慣れ親しんできた和食は、ついにはユネスコ無形文化遺産にも登

録され、健康食の世界的代表格のような料理となっています。しかし**塩分量については比較的高め**なため、注意が必要なのです。

さらに言えば多くの**加工食品には、塩分を使っていなさそうなものにも、案外入っていることがあります。**塩分摂取量のおよそ80％は、加工食品内から知らず知らずのうちに摂ってしまっているとも言われているくらいです。

そもそも塩分とは体内では、化学成分としてはナトリウムイオン（Na⁺）として主に働きます。このナトリウムイオンですが、**体内で重要な働きをするため、必須の成分**なのです。

細胞は細胞外液という液に囲まれています。ナトリウムイオンは細胞外液に多く含まれている一方で、カリウムイオン（K⁺）は細胞内液に多く含まれていて、これらが行き来することによって発生する電位（電気的なエネルギー）や、細胞の中と外の濃さのバランスなどによって様々な信号が伝達されることで、**細胞組成が成り立っていたりします。**

ナトリウムイオンは、**神経伝達物質**としても大事な働きをします。熱いものを触った時などにも急いでその刺激を脳に伝えたり、脳から手や足を動かすように筋肉に命令を伝えたりするために、神経を伝ってゆく電気信号のやりとりに、このナトリウムイオンが必要なのです。

血液中にもナトリウムイオンは溶けています。塩素イオン（Cl^-）と結合した塩化ナトリウム（NaCl）。まさに塩分の主成分）が大体0・9%の濃度で溶けているものを生理食塩水と呼びますが、**血液の代わりに使用することができます。**

日本の塩分摂取基準は世界基準よりも甘い

こんなに様々な大切な仕事をするナトリウムイオン（あるいは塩化ナトリウムないし塩分）ですが、実際に食事から摂取することについて考察してみることにします。

先ほども申し上げた通り、我々がずっと主に口にしてきた和食は塩分が高め。世界基準の塩分摂取量の推奨日安と、日本人の実際の塩分摂取量を見ながら考えてみましょう。

まず、WHO推奨塩分摂取1日基準量は5g未満です(1)。

一方で、厚生労働省による「日本人の食事摂取基準」(2)の1日塩分摂取量（食塩摂取量）基準は、男性7・5g未満、女性6・5g未満となっています（高血圧や腎臓病などの基礎疾患のある方は、別途基準が設けられています）。

ですから、厚生労働省による日本人の食事摂取基準をよく読むと、次のような意図が隠れているような気がします。**「本当はWHOの掲げる1日5g未満にすることが望ましいけれど、日本の実際の食生活からするとこの目標はハードルが高すぎるため、いきなりこの目標を掲げて減塩を呼びかけても、国民はついてこられない。そこで現実的な実施可能性を考えて、今は男性が男性7・5g未満、女性6・5g未満にしている」**。

しょっぱいから塩分が多いとは限らない

では、ここでクイズを出します。自分自身では塩分を摂っている自覚がなくても、加工されている食品の中にすでにかなりの量が入ってしまっているという自覚を持っていただくために、こんな問題を用意しました。

Q「『アップルパイ1切れ』と『スモークサーモン3切れ』。食塩含有量が多いのは、さてどちらでしょうか?」

こう聞かれたらきっと、「スモークサーモンのほうがしょっぱいし多いように見えるけど、実はアップルパイなんでしょ?」と言う方が大多数かもしれません。そうなんです、実はこの場合、**アップルパイ1切れに含まれる食塩量が1・3gであるのに対して、スモークサーモン3切れの食塩量は0・8g**なのです。結構差があって驚きませんか？　これが**一見しょっぱそうかどうかなどのイメージに惑わされてしまう食塩摂取量のカラクリ**なのです。

アップルパイ1切れで既に、WHO基準の今日1日の塩分摂取推奨量の1／4を使ってしまったことになります。同様に食パン1枚でもおよそ0・8gの食塩が入っており、朝食にトーストを1枚食べて、その後10時のおやつにアップルパイを1切れ食べたら、もうそれで1日の塩分摂取推奨目安の半分近くを使ってしまったことになるのです。どうですか、思っているよりもシビアじゃ

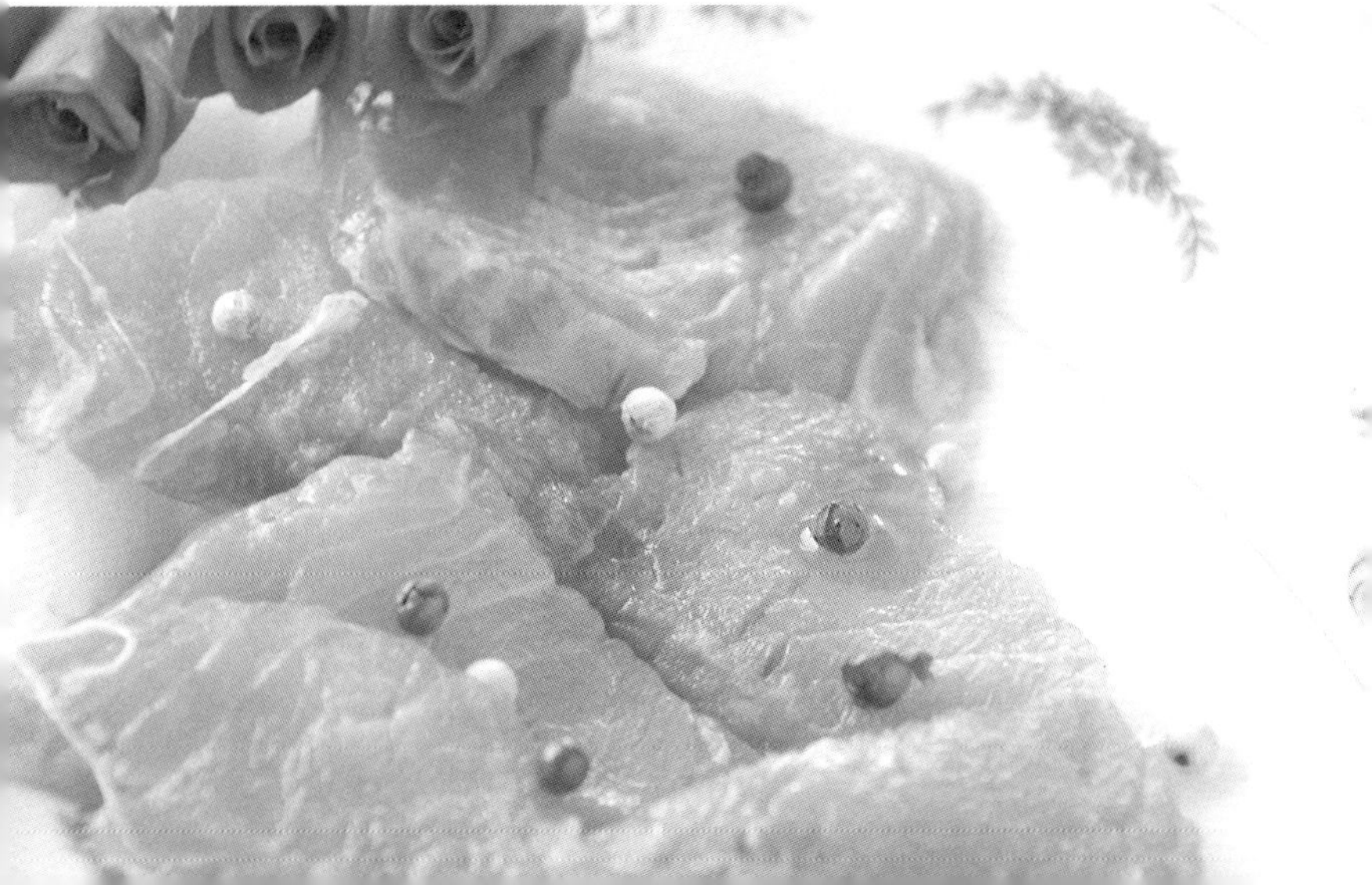

ないですか？

ですから、**加工食品を口にする場合は成分表示に書いてある「食塩相当量」という項目を気にしていただければ**と思います。冷凍チャーハンやインスタントラーメンの食塩量の多さに、きっと驚くと思います。

これらは手軽で美味しくてとても便利な食材ですから、しっかり考えた上で口にする頻度を変えて行くのがいいでしょう。

結論

▼塩分を必要以上に避けるのも問題。体内で必須の物質だから
▼日本は世界よりも塩分摂取基準が緩い
▼しょっぱくなくても塩分が意外に多い加工食品が存在する。食塩相当量をしっかり確認すべし

File.07

「ベジタリアン」よりも「ペスカタリアン」を目指せ

似て非なる「ベジタリアン」「ヴィーガン」「ペスカタリアン」

最近街の中で急激に、ヴィーガンレストランという看板や、グルテンフリー食材というコーナーを見るようになった気がしませんか？　健康食品がブームになって久しい今日この頃、ますます健康志向が高まっていると同時に、これらの健康法って何かおしゃれな感じがして、つい気になっちゃいますよね。よくわかります。

実際これらの健康志向の火つけ役となるのは、ハリウッドのセレブやトップモデルであることが多いために、どうしても世界最先端のおしゃれな健康法、というイメージが一緒についてくるのが、注目を集める理由の1つかなと思います。

では実際にこれらの健康法や食事法、どんな科学的根拠（エビデンス）が出ているのでしょうか。

肉を食べない食生活を送っている人たちは、そのタイプ別に、いろいろな呼ばれ方をされています。ここでは代表的となる3タイプ「ベジタリアン」「ヴィーガン」「ペスカタリアン」それぞれの特徴について触れることにします。

「ベジタリアン（Vegetarian）」とは、肉や魚介類、それらに由来する食品を食べず、他の食材を食べる人のことを指しています。

×…動物の肉全て（鳥肉・魚肉・その他の魚介類も含む）、およびゼラチンやラードなどの動物性由来食品を食べない
○…卵、乳・乳製品、ハチミツは口にする
○…野菜・果物・ナッツ類などの植物性食品は食べる

「ヴィーガン（Vegan）」は、日本では完全菜食主義者と訳されていることが多いです。肉や魚介類はもちろん、ベジタリアンが食べる「卵、乳製品、ハチミツ」も口にせず、かなり

ストイックな食生活を送る人たちのことです。

×…動物の肉全て（鳥肉・魚肉・その他の魚介類も含む）、およびゼラチンやラードなどの動物性由来食品を食べない

×…卵、乳・乳製品、ハチミツも口にしない

○…野菜・果物・ナッツ類などの植物性食品は食べる

ヴィーガンのポイントは「動物に苦痛を与える可能性のある行為は排除する」という思想に基づくものだと考えると、理解しやすいかもしれないですね。そのため食に限らず衣食住でも、動物性素材は可能な限り使わないようにしています。

「ペスカタリアン（Pescatarian）」は、「ベジタリアンが口にするもの＋魚・貝などの魚介類」を食べる人。魚介類を摂るのが、ベジタリアンとの大きな違いです。

×…動物の肉全て（鳥肉・豚肉・牛肉・その他の動物の肉）、およびゼラチンやラードなどの動物性由来食品を食べない

○…魚、カニ（甲殻類）、アサリ、ムール貝などの魚介類は食べる（顆粒だしも○）

○…卵、乳・乳製品、ハチミツは口にする

○…野菜・果物・ナッツ類などの植物性食品は食べる

ペスカタリアンのポイントは、肉はNGで肉ベースのスープや出汁も食べませんが、それ以外は基本的に食べます。

魚が乳がんや大腸がんを減らす

WHOは、ハムやソーセージなどの加工肉を発がん性のある食品に分類しました。そして近年、牛・豚・羊などの**赤身肉も、この発がん性のある食品へと分類**しました(1)。これらの赤身の肉を食べることによる健康への影響が、近年様々な研究から指摘され始めていることを受けてのことです。

また、これら肉類の摂取が、がん発症率のみならず、心臓病などのリスクを高めることも指摘され始めています。

実際にアメリカとイギリス、ドイツなどでそれぞれ行なわれた研究を統合して解析した、およそ7万6000人を対象にした研究では、肉をめったに食べない人&ペスカタリアンは、肉を定期的に食べる人と比較して心臓病で死亡するリスクが36%低いことが示唆されました

（2）。

他にも、少しの魚を食べ続けることで乳がんの発症リスクを下げるという結果が出ている研究（3）や、大腸がんや肺がんのリスクも下げる可能性を示す研究も発表されました（4）（5）。

これらの研究を総合的に判断すると、健康にいいと長年言われ続けてきた**ベジタリアンよりも、そこでは不足しがちな栄養素を、魚介類から取り入れることで補うことができる食事法のペスカタリアンのほうが、がんや心臓病予防の対策になりそう**だということだったのです。

結論

▼加工肉だけでなく赤身肉も発がん性がある
▼植物ばかりでなく、少しの魚を食べ続けるほうががんのリスクが減る

File.08

オーガニック食品は安心、とする健康エビデンスはほとんど出ていない

意外に知られていないオーガニック食品の定義

「おしゃれスーパーマーケットが増えてきて、すごくオーガニック推ししているけれど、やっぱりちょっと高い。気になるけど、それほどまだしっかり手を出せていないなぁ、そもそも何がそんなに違うんだろう?」。こう思っていらっしゃる方、まさにその疑問は正しいです。

オーガニック食材や食品って一体何なのか? 定義はどうなっているのか? 生産や流通経路は? 加工過程は? そういったことがいまいちはっきりわからない。でも何となく体

によさそう。ただ、高級な印象がある。そんな謎の多い「オーガニック」って一体何なのか、どう取り入れたらいいのかを考えてみましょう。

まず、どういうものをオーガニックと呼ぶのでしょう。

農林水産省によると、「環境への負荷をできる限り少なくする方法で生産された食品です。農薬や化学肥料に頼らず、太陽・水・土地・そこに生物など自然の恵みを生かした農林水産業や加工方法を指します。またオーガニックが広まることにより、自然資源の循環により支えられ、人にも環境にも優しいといえます」といったように説明されています(1)。

さらに、国際的な規模で有機農業推進活動を行なっているIFOAM（国際有機農業運動連盟）は、オーガニックの原則として「生態系」「健康」「公正」「配慮」の4項目を掲げています(2)。

「私たちの健康は、私たち人間だけでは成り立ちません。健全な食物連鎖が守られ、健全な自然環境や社会環境が実現すること。そして、生産・加工・流通・消費のどの過程においてもかかわる全てが公正な関係であること。今の幸せだけでなく、それが未来のまだ見ぬ命の幸せにもつながっていくように配慮された技術を使うこと。それがオーガニックの目指す

『全ての命を幸せにする仕組み』であり、食の安全・安心や環境問題の面だけでなく、児童労働禁止や植民地栽培撲滅、動物福祉といった社会問題の解決にもつながるたくさんの可能性を秘めているのです」というように説明されています。

つまりは、**「生産行程での基準」（有機ＪＡＳマークなどがあり、種まきや植えつけに関してルールが厳格に決められている）としてのオーガニックと、「エシカル（倫理的）な側面の理念」としてのオーガニックの両方の面がある**ということですね。

オーガニック食品市場はすごい勢いで伸び続けています(3)。農林水産省の統計によると日本国内のオーガニック食品の市場規模は２０１７年時点

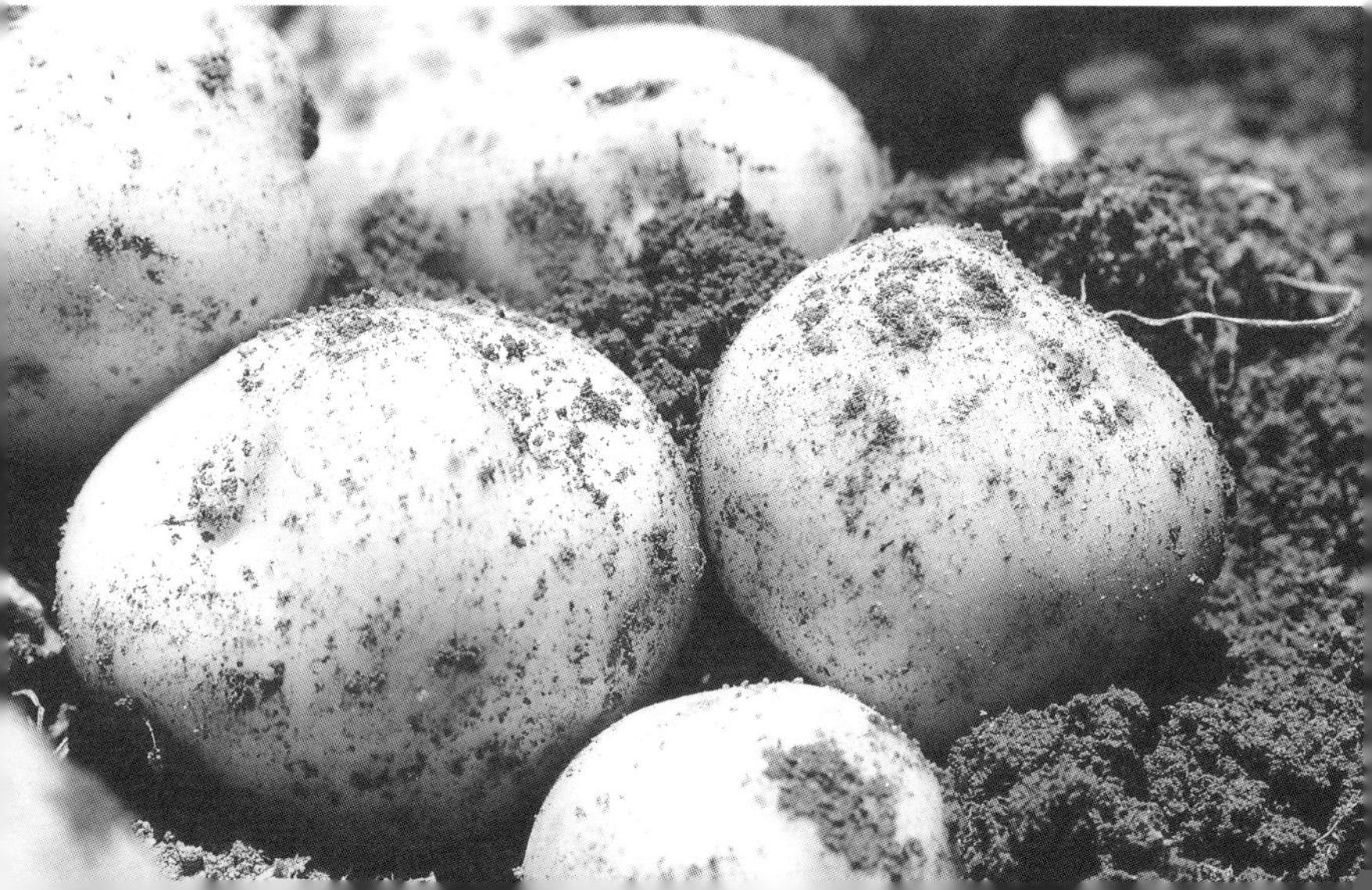

で推定1850億円ともいわれており、2009年からの調査と比べておよそ1・5倍の規模に成長しました。世界各国でもこれを上回る勢いで伸びてきており、今後さらに拡大してゆくと考えられています。

精度の高い研究自体、実行が極めて難しい

では、まずオーガニック基準の生産工程を満たしているという食べ物が、体にいいエビデンスはあるのか。

医学界でもこれまでありとあらゆる側面から、オーガニック食材が健康に与える影響についての研究は行なわれてきています。

しかし実は、エビデンスレベルが高い、即ち質の高い研究で長期にわたるもの、おそらく今後簡単にはひっくり返らないであろう**研究結果と言えるものは、実は出てきていない**のです。

例えば2009年にイギリスの研究チームが行なった解析では、過去50年間に発表された162の論文を系統的に分析しています(4)。その結果によれば、オーガニック食品とそう

でない一般的な食品に栄養面などで大きな差は認められなかったと出ています。

一方、不飽和脂肪酸の一種で心臓病のリスクを下げる効果のあるオメガ3脂肪酸の含有量は、有機肉のほうが約50％も高かったという研究結果（5）も出たりして、「ほらやっぱり、有機のほうが体によさそうじゃない」という論調になったこともありました。


ただこれらのたくさんの研究結果をもってしても、未だオーガニック食品のエビデンスに有意なものがないというのは、やはり食品に対する研究のシステムを構築する難しさにあると言わざるを得ません。

そもそも科学論文というのは研究方法によって大まかにこの3種類に分けられます。
①介入研究
②観察研究
③データ統合研究
です。それぞれ見てみましょう。

①介入研究

何らかの解決したい事象に対して、この介入を行なったら、こういう結果になった、という研究。介入研究の中でもさらに細かい分類があるが、必ず介入する事象に対するインフォームドコンセントが必要になってきます。被験者が内容をよく理解し、納得した上で同意して実験を受けるということです。

今回の例で言えば、無作為に集めてきた5万人に対して、オーガニック食材以外〝を口にしない〟人の群と、オーガニック食品以外〝しか口にしない〟人の群に割りつけて、10年間追跡する、とかいった研究となるわけで。うーん、全く現実的ではないですよね。

②観察研究

こちらの場合は直接的な介入は行なわず、既にあるデータや経過を観察するタイプの研究です。どちらかというと食品に関する研究は、こちらで行なうほうが現実的。例えば、大腸がんを発症した人たちについて、オーガニック食品を週に5日以上食べていたと答えた群と、5日以下だったと答えた群で数えて比較するといった、過去をさかのぼるようなイメージですね。

この方法を使って研究を行なう場合が多くなってきますが、これもなかなか難しい。様々な統計を駆使して、できるだけオーガニック食品以外の要素を取り除いたり、平均化したりする必要が出てきます。

一番大きな問題となるのは「バイアス」と呼ばれるものを排除すること。これはわかりやすく説明すると、今回の例であれば「オーガニック食材を週に5日以上食べる人は、基本的に健康や環境に対する意識が日頃から高い人で、そもそも食品以外にも日常生活習慣や運動習慣において健康的な生活を送っている傾向にある人」が集まってしまうという問題点が挙がります。つまりバイアスを排除しようとすると、オーガニック食品を摂る以外の健康につながりそうな行為は、限りなく近い者同士であることが求められてしまうのです。

③データ統合研究

これはメタアナリシスとも呼ばれる手法です。これまで世界中で出た論文を集めて統合的に判断を行ないます。本項で触れた研究もこの方法が使われていますが、未だ明確な回答は出ていないのが現状です。

以上から、オーガニック食品全体が体にいいかどうかのエビデンスは確立されていません。しかし残留農薬が少ないなどのメリットは報告されているため(6)、これが気になる場合はオーガニック食品を選ぶのは有効な手段とはなります。

ただ、高価だったり手に入れにくかったりするので、そこを差し引いて、自分にとってどの基準が大事かによって上手に取り入れるのが、現状ベストな方法かと思われます。

結論

▼オーガニック食品の有効性を示す精度の高い研究自体、行なうことが現実的に不可能に近い

▼農薬使用量が少ない可能性は高い

▼高価で手に入れにくい面は否めないので、そこを無視せず現実でできる食生活を継続したい

File.09

総カロリーを減らそうとすると、健康とダイエットから遠ざかることがある

カロリーが高そうなナッツで体重が減った

ランチ時のコンビニ弁当を見て、あるいは社員食堂のメニュー表の前で、「あー、どうしよう。こっち食べたいけど、カロリーが８００kcal超えてるからやめたほうがいいかなぁ……」。こんな会話がよく聞こえてくると思いませんか。

弁当や定食のカロリー表示を目にするようになって久しい今日この頃、我々はこの数字に一喜一憂させられています。

でもちょっと待って！　見なければいけないのは本当にこの数字なのでしょうか？

食品の表示について定めた法律「食品表示法」が2015年4月1日に施行され、5年間の移行経過措置期間後の2020年4月1日から、原則として、消費者向けに予め包装された全ての加工食品および添加物（業務用を除く）に栄養成分表示が義務化されたのです。ですから何となく、最近しっかり表示されるようになった印象がありますよね。

これを見てしまうと、総カロリーの少ないほうを食べたくなってしまうのではないでしょうか。しかしこの発想、本当に正しいでしょうか？

2011年にアメリカで発表された大規模研究が、この考え方の根底にあります。ハーバード大学の研究チームがおよそ12万人を対象に12~20年間追跡調査を行ない、食生活と体重変化の状態をまとめたものでした(1)。4年ごとに区切って、その間の食事量の変化や体重の変化について追跡しており、とても興味深い研究結果となっています。

ここからわかったことは

■ポテトチップスやフライドポテトの摂取量が増えている人は体重も増加している
■ナッツやヨーグルトの摂取量が増えている人は体重が減少している

■同じ炭水化物でも、精製された（ｐ51で述べた）炭水化物（白米、白い小麦粉など）の摂取量が増えると体重も増加し、精製されていない茶色い炭水化物（玄米、全粒粉など）の摂取量が増えると体重は減少傾向

■フルーツジュースの摂取量が増えると体重は増えるが、果物として摂取した量が多いと体重は減少傾向

■牛肉や豚肉などの赤身の肉の摂取量が増えると体重は増加傾向

という何とも興味深い結果となりました。

最近流行りの**赤身の肉、これもこの研究によればダイエット効果はなさそうだったり、カロリーが高いと思われているナッツの摂取が増えると体重減少方向に働く**というのも面白いですよね。

カロリーが同じクッキーとブロッコリーは栄養が同じなの？

「やせたい＝摂取カロリーを抑えたらいい」。そもそもこれ、正しいでしょうか？

もしこの理論が正しいのであれば、**甘いクッキーを食べて摂取した200kcalでも、山盛**

りのブロッコリーを食べて摂取した200kcalでも、同じ扱いになってしまいます。でもそうではないことは、我々みんな何となく経験的に知っています。

もう少し詳しく説明しますと、ブロッコリーは栄養が豊富で、βカロテン、ビタミンC、ビタミンK、カリウム、スルフォラファン（抗酸化作用があり、老化やがんの予防が期待できる物質）などを含んでいます。

一方で**クッキーは、「エンプティカロリー」の代表例に挙げられる食べ物**となるので、カロリーが同じブロッコリーと比較すると、栄養面では全然別個のものとなってしまいます。

エンプティカロリーとは、カロリーは無駄に高

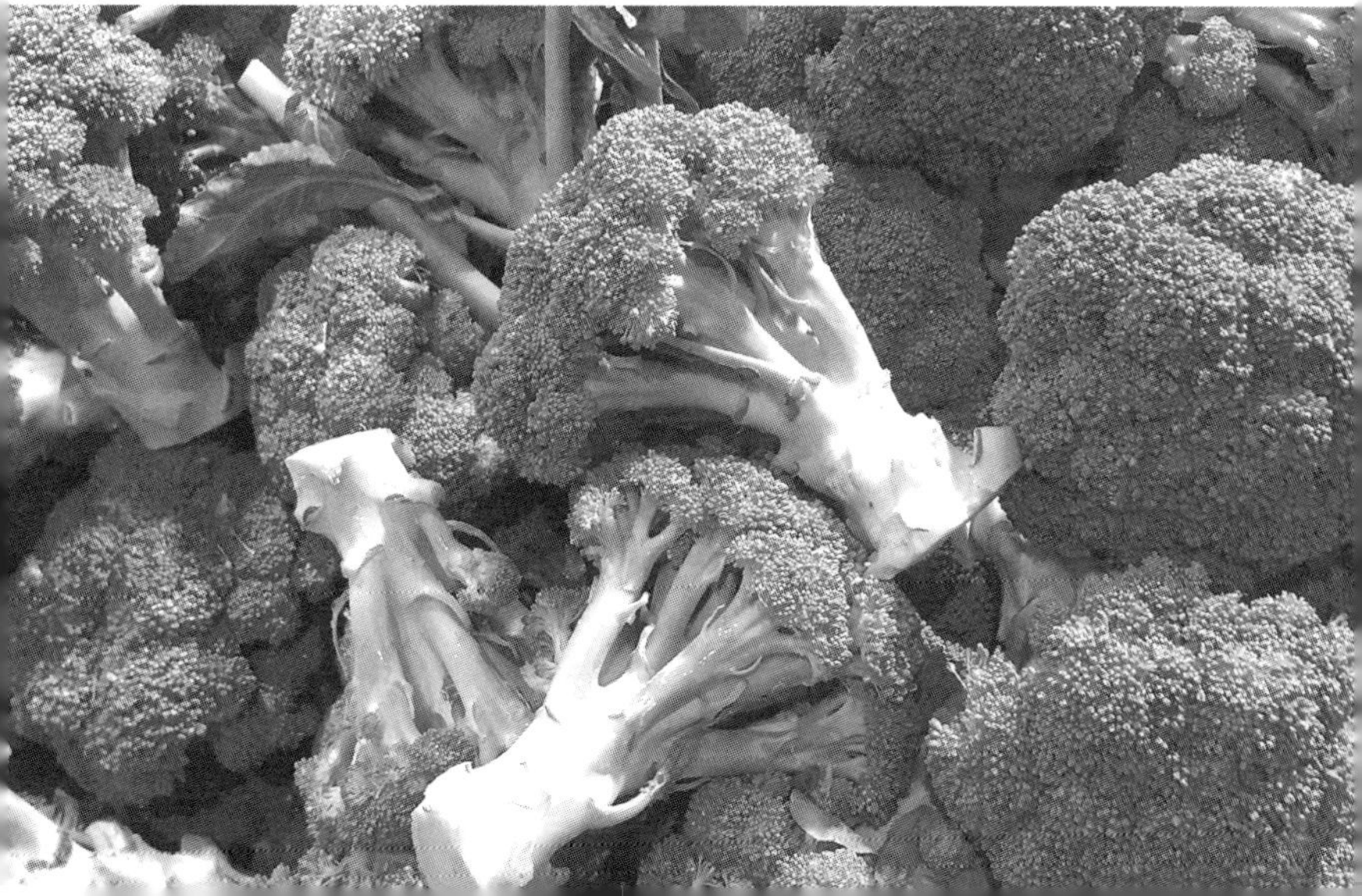

いのに大事な栄養が不足気味のものを指します。ハンバーガー、カップラーメンなどジャンクフードと呼ばれるもの、精製された砂糖や穀物をふんだんに使ったケーキ、チョコレート、ポテトチップスなどのお菓子などが代表的なものになります。

カロリーばかりを意識すると、ビタミンやミネラルといった他の大事な栄養素に目が届かなくなってしまうのです。

日本人女性と未就学児の9割は、糖類の摂りすぎ

WHOは2015年に「砂糖などの糖類の摂取」に関する新しい指針を発表しました(2)。ここには糖類の摂取を、1日に取得する総カロリーの5％未満に抑えることが望ましいとされました。成人男性の場合は、糖類は1日に約25gまでとなります。

では日本の現状はというと、国内で行なわれた2018年の調査では、日本人はおよそ1日当たり糖類を35g程度摂取しているといわれています。WHOの指針から**10g近いオーバー**です。しかも**女性のうちの89％、未就学児に至っては90％以上が、WHOが定める5％**

を超えているという衝撃の事態でした(3)。

健康食のイメージが強い和食を中心に摂っている日本人は健康だと、果たして言えるのでしょうか。カロリーは気をつけないとすぐに1日に必要な量を超えてしまうので、もちろん注意すべきなのですが、カロリーばかりに目が行くことで、ビタミンやミネラルの不足に加え、糖類がオーバーしているのに気づかないなどの弊害も生んでしまうことがあるのです。

結論

- ▼**赤身肉より、カロリーが高いと思われているナッツの摂取が増えると体重が減少方向に働く**
- ▼**カロリーが同じでも栄養面が全く違うことがある**
- ▼**日本人の多くが糖質過多**
- ▼**カロリーを意識するあまり、それ以外の栄養素に目が届かなくなるリスクがある**

File.10

サプリメントはごく一部を除いて、有効性は確立されていない

サプリメントは日本だけでも1兆円超の巨大市場

「健康のためにサプリメント飲んでるんだ」「病院からもらった薬は飲みたくないけど、サプリなら栄養を凝縮したものだから安心して飲める」というお話をよく聞く気がします。我々・医師の処方した薬よりもサプリメントのほうがいいと言われると、少し悲しい気持ちすらしてしまいますが、実際よく聞く話なのです。

ではこのサプリメント（サプリ）のメリットや、現在わかってきていることについて少し考えてみましょう。

File.10

サプリメントはごく一部を除いて、有効性は確立されていない

サプリメント市場は多くの人にとって、想像しているよりもはるかに大きいかもしれません。世界市場では日本円で約12兆円を超えるといわれており、日本だけでも1兆円を簡単に超える大きな市場です。

実際にドラッグストアでは、**ほとんどの悩みに対応できるくらい、種類が豊富に揃っています。価格帯もお手軽なものからとんでもなく高額なものまで、ありとあらゆる商品が並んでいます。**

健康的な生活を常に意識して暮らすのはなかなか難しいし、忙しくて時間もないからあまり健康だけのことを考えてもいられないし、でもやっぱり何もしないのは気になる——という時に、手軽に購入できて、気軽に飲めて、食事よりもずっと

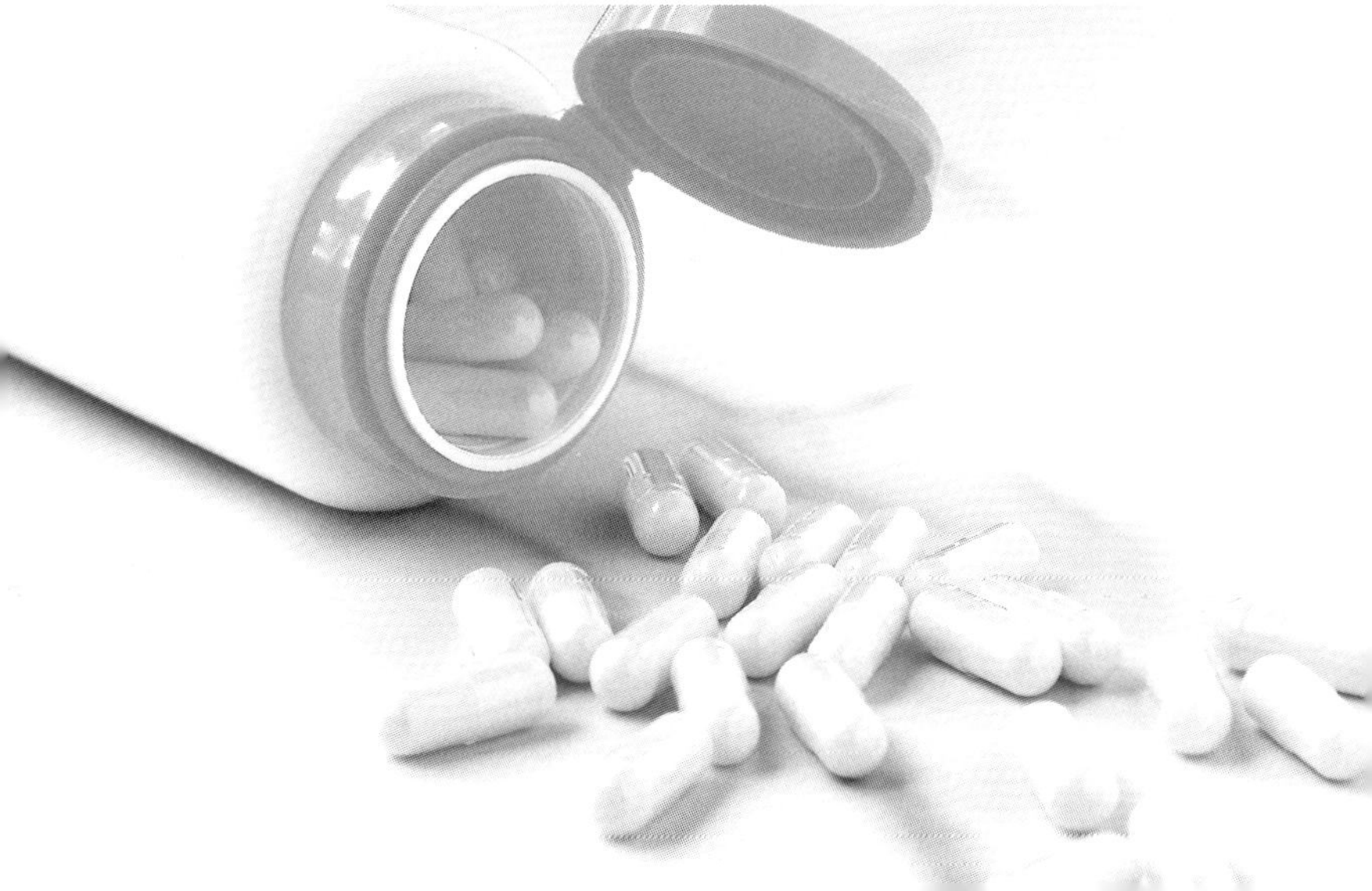

簡単に一定量取り入れることができるサプリメントは、多忙な現代人にまさにピッタリの栄養補給のための便利アイテムだと言えます。だからこそここまで生活に浸透し、日本がその莫大な経済圏へと成長したのでしょう。

サプリが有害であるとした研究もある

サプリメントは先ほどから述べている通りの超巨大市場です。各ジャンルからヘルスケア産業への進出が相次ぎ、研究費もふんだんに使われたために、サプリメントに関する研究はこれまでにもたくさん行なわれてきています。しかし、**はっきりと有用であることが証明されたサプリメントは、実はほとんどありません。**

例えば現在、食品の中でも、健康によいというエビデンスが確立されつつある魚やナッツ、これらがいいのであれば、きっとこれらに含まれているオメガ3系脂肪酸である、エイコサペンタエン酸（ＥＰＡ）やドコサヘキサエン酸（ＤＨＡ）なども健康にメリットがあるに違いない。毎日魚を食べるのは大変だけれど、好きなものを食べた上でこのＥＰＡやＤＨＡだけをサプリメントで補充できるならこれはいい、と世界中の人々が思っているのでしょう。

食生活としてこのオメガ3系脂肪酸を豊富に含む魚やナッツを多く摂取する人たちは、心《しん》筋梗塞《きんこうそく》や脳梗塞などの血管系疾患のリスクが低いという結果がこれまでにも出ており、これらに含まれるEPA、DHAなどによるこの効果を狙った研究がとてもたくさん行なわれてきています。

2018年にはイギリスに本部を置くコクランの研究チームによって、オメガ3系脂肪酸に関する論文のメタ分析が行なわれたシステマティックレビューが発表されました（1）。結果としては残念ながら、血管系疾患のリスク低下は明らかになりませんでした。

さらには成分としては有効なことがわかっているのに、サプリメントとして摂取した場合には健康上のメリットが見られないどころか、**一部の合併症を持つ方には有害に働く可能性すら示唆される結果となった研究がありました。**

それが大きな話題となったのは、βカロテンのサプリメントに関する話題でした。βカロテンは緑黄色野菜に多く含まれる栄養素で、このβカロテン自体には心血管疾患の予防が期待できるデータが出ていたことから、この成分もサプリメントで手軽に摂れるとなれば、野菜が嫌いな人にとっては朗報となることから話題になっていました。

しかしこのサプリメントを摂取した場合に、喫煙者などの特定のグループでの話とはいえ、これによって**肺がんのリスクがアップする**という報告が1996年に発表されました（2）。

これを受けてこの後相次いで肺がん、胃がんや食道がんさらに心血管系疾患へのβカロテンの影響が、メタ分析したシステマティックレビューの報告としてなされました（3）（4）。

サプリはメインではなく、あくまで補助として使う

結果としては、βカロテンのサプリメントを常用することでこれらのがんのリスクを上げる可能性が示唆され、期待した効果がないのみならず、特定の疾患リスクを上げてしまう可能性があることについて、衝撃を以って受け入れられ、大きな話題となりました。

逆に言えばサプリメントでの栄養は手軽に摂れるため、それほど期待した効果がなくても漫然と継続しがちですが、まさかのデメリットも少なからずあると考えると、服用はもっと慎重になるべきでしょう。

ただ**はっきりと有効性が確立されているサプリメントもあります**（例えば妊娠中の女性や

特定の疾患などに対してのもの）ので、専門家の判断を仰いでから使うようにするほうが安心ですね。

サプリメントの研究は、別の項で触れてきた食品による健康評価と同様に、研究結果の解釈が難しく、条件を揃えることも難しいのが現状です。

ですから現在のところ最もお勧めなのは、サプリメントのみに頼らず、バランスのよい食事と生活で健康改善を目指すこと。ただそうは言っても食生活や行動で改善を目指すのにも限界がありますから、それぞれの生活スタイルに合わせて、サプリメント頼みではなく、サプリメントも上手に取り入れる、程度の感覚で頼るのがいいのではないでしょうか。

結論

- **▼必要な栄養補給を、サプリだけで済ますのは危険**
- **▼サプリには有効性が確認できたものもあるが、できていないものがほとんど**
- **▼食事をメインに、サプリは補助として使う**

第2章

睡眠、入浴

File.11

「睡眠周期は1・5時間だから、6時間後に起きるとスッキリ」はしません

睡眠時間1・5時間説はこうして誕生した

「明日の朝の目覚まし時計のセット時間は、6時間後にしよっと」。これ、なぜだかとてもよく聞くフレーズだと思いませんか? いつの頃からか日本では「レム睡眠とノンレム睡眠のサイクルが1・5時間単位だから、1・5の倍数の時間で起きるとスッキリ目覚めることができる」というストーリーが定着してきました。6時間(＝1・5時間×4)も、これが根拠となっています。

でもこの1・5時間の説、一体どこから出てきた話なのでしょうか。まずは睡眠とは何か

の話から始めましょう。

睡眠とは誰もが知っている通り、「脳と体を休めるための時間」です。しかしこの大切な休息と回復のための夜間が、科学の発達により、昼間とずっと同じように明るく全てが揃っている状況。そんな環境に、我々は身を置いています。そして必ずしも夜間に眠る必要がなくなったことにより、多くの健康への影響も出てきているという事実も見逃せないポイントです。

例えばインターネットやゲーム、仕事や勉強をしての夜型の生活。これらは睡眠不足や睡眠障害を引き起こす一因となることもあります。睡眠時間を削ることで起こる体調不良による産業事故の危険性だってありますし、慢性的な不眠によって

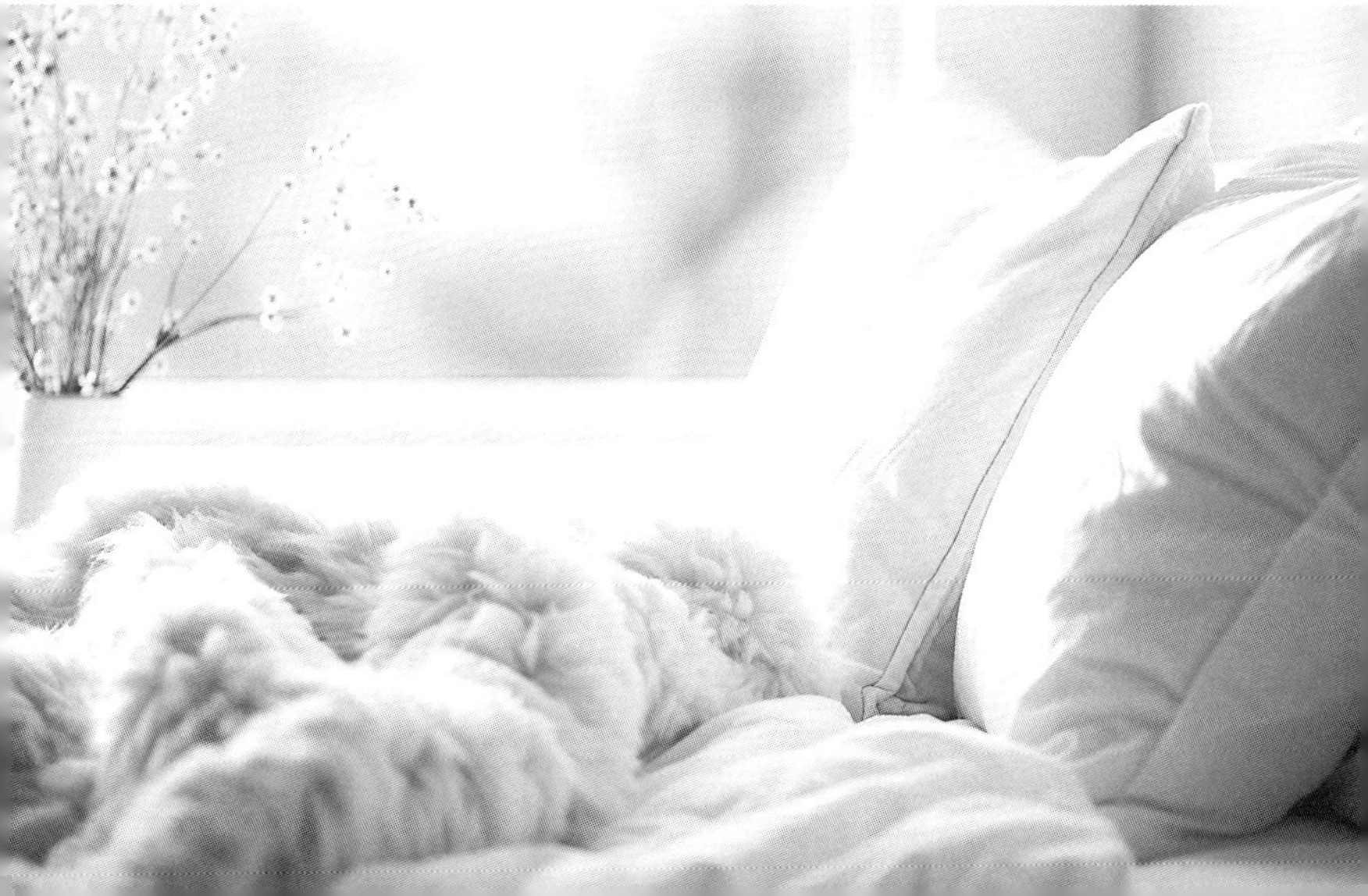

引き起こされるうつ状態や生活習慣病の悪化なども指摘されており、少しくらい寝なくても大丈夫、の蓄積で引き起こされる睡眠の問題が、私たちの夜型の生活により、気づかないうちに山積みとなっているのです。

人間は実に人生の3分の1あまりを寝て過ごす、とも言われます。忙しい現代社会での生活の中で、真っ先に削られがちな睡眠という大切な時間について、もう少し考えてみることにしましょう。

時間の経過とともに浅い眠りが増えていく

睡眠にはサイクルがあり、夢を見る「レム睡眠」と大脳を休める「ノンレム睡眠」が約90分周期で変動している、ということは多くの方にとって周知の事実でしょう。

レム睡眠とは（Rapid Eye Movements）の頭文字を取ってレム。文字通り、寝ている人の顔をよく見ていると、閉じている瞼《まぶた》の中で眼球がキョロキョロと動いているのが確認できます。これがレム睡眠の状態ですね。

逆に完全に脳がお休みしている時間帯、これがノンレム睡眠と呼ばれる状態で、脳波の活動が低下しています。

そして睡眠サイクル全体としては、眠りに入るとまず最初に深いノンレム睡眠に入り、朝方に向けて徐々に浅いノンレム睡眠が増えてゆくサイクルになります（図1）。

そしてその間に約90分周期でレム睡眠が繰り返し出現し、睡眠後半に向けて徐々に1回ごとのレム睡眠の時間が増加してゆきます。

「90分周期でノンレム睡眠に比べて浅い眠りと言われるレム睡眠が出現するから、そのタイミングで目を覚ませばスッキリ起きられるんだよね」というのが、1・5時間（＝90分）睡眠の話の根拠となっていると言われています。

図1．ノンレム睡眠とレム睡眠

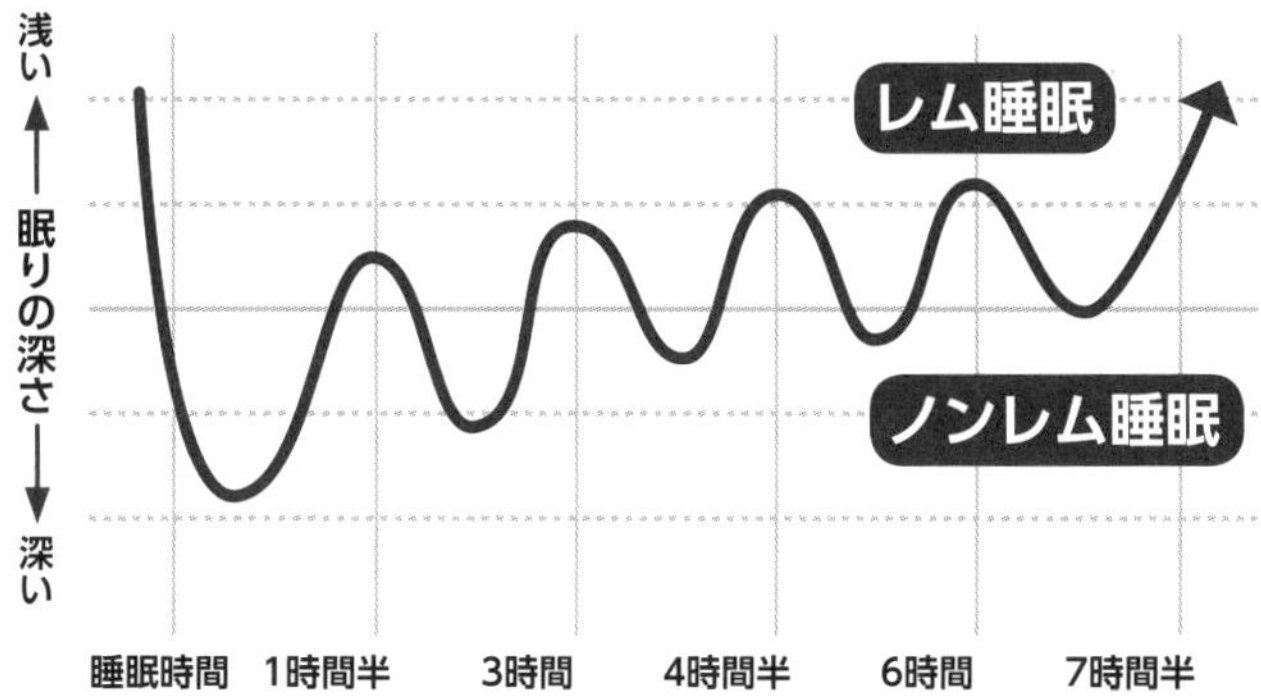

日本は世界有数の睡眠不足国家である

では、本当に**目覚ましは6時間後にかけるとスッキリ起きることができるのでしょうか。**
答えは現在の科学では「ノー」と言われています。

深いノンレム睡眠は、大脳皮質の発達した高等生物で多く出現することから、昼間に酷使した大脳皮質を睡眠前半で集中的に冷却し、休養を取らせるための睡眠形態だと言われています。逆にレム睡眠においては全身の筋肉が弛緩《しかん》し、エネルギーを節約して身体を休めることが目的の睡眠形態とも言うことができます。レム睡眠時の脳波は比較的活発で夢をよく見る他、血圧や脈拍もノンレム睡眠に比べて活発であることが多いために、この状態は心身ともに覚醒への準備状態にあるとも言えます。

と言うことは、ここで起きるのが適切ってことで合っているんじゃない？　そう思われる方も多いでしょう。なのに6時間後の目覚ましが適切だと、なぜ言えないのか。それは、そもそも**人間の睡眠時間が6時間では足りないということが、最近の研究からわかってきてい**

るからです。

アメリカ睡眠医学会発表の指針では、多くの医学研究からの科学的エビデンスを基に、**18～64歳の成人は「7～9時間」、65歳以上の高齢者には「7～8時間」の睡眠時間を推奨しています**（1）。

一方で2018年に行なわれた調査（2）では、日本人の平均睡眠時間は7時間22分であり、これはOECD加盟の33カ国の中で最も短いという結果が出ました。また「令和元年国民健康・栄養調査結果の概要」（3）によると、日本人の成人男女ともに約4割（男性の37・5％、女性の40・6％）の人が6時間未満しか眠っていないということが明らかになりました。

そしてこの慢性的な睡眠不足は日中の眠気、記憶力や意欲の低下を引き起こして、仕事や勉強といった様々な活動のパフォーマンスを下げています。さらには体内のホルモン分泌や自律神経機能にも、大きな悪影響を及ぼすことも知られています（4）。

寝ないと太る

実は元々健康な人が、通常は1日10時間たっぷりと眠っている場合から、**寝不足（4時間**

睡眠）をたった2日間続けただけで、食欲を抑えるホルモンであるレプチンの分泌が減少し、逆に食欲を高めるホルモンであるグレリン分泌が亢進《こうしん》するため、食欲が増大することがわかっています（5）。

つまり、寝ないと体重が増える……。逆に言えばたくさん寝ることは、ダイエットにもいい影響を及ぼすということなのです。

ほんの少しの寝不足も安心はできず、私たちの食生活に大きな影響を及ぼします。**慢性的な寝不足状態にある人は、糖尿病や心筋梗塞、狭心症《きょうしんしょう》といった冠動脈疾患などの生活習慣病にかかりやすい**こと（4）が研究結果からわかってきています。

先の学会が推奨するように7～8時間の睡眠を心がけることで、最終的には健康やダイエット、記憶力アップといったよい影響を受けることができるわけです。

結論

▼**成人は7時間以上は寝る**

▼**睡眠不足は食欲暴走、生活習慣病増加にもつながる**

File.12 「低血圧」と「朝が苦手」の関係性は、ほぼなし

最新の推奨血圧は、上が120未満

「低血圧だから朝起きるのが辛くて……」や「血圧が低いから朝なかなか起きられないのよね」といった話、よく耳にします。何となく若い女性に多いような印象がありますが、これって医学的には本当なのでしょうか?

この「血圧」というもの、そもそも一体何でしょうか。血圧とは、血管というホースに対して内側を流れる液体である血液が与える圧力のこと。**「血管壁(血管の壁)の内側に与える血液の圧力」**を示しています。

心臓から送り出される血液の量(心拍出量)と末梢《まっしょう》血管での血液の流れやすさ(末梢血

管抵抗）との組み合わせによって決まり、心拍出量×末梢血管抵抗で算出することができます（厳密にはこの他にも大動脈の弾力性や血液の粘性、血液の循環量などもかかわっていますが、今回はいったん置いておきましょう）。

そしてこのホースを押す力の**一番強い圧力の数値を収縮期血圧（最高血圧）と呼び、一番圧力の低い所の数値を拡張期血圧（最低血圧）として表示します。**

血圧の基準値は、ここ数十年で大きく改定されてきました。**どの数値になると高血圧の扱いを受けるのかが、数年ごとに変わってしまった**のです。

これは血圧が高い状態を続けている場合の血管壁の損傷や、それにともなって発症するさまざまな臓器での疾患が思いの他多岐にわたることが、最近の研究で次々と明らかになってきたためです。

現在最新の血圧の基準では「血圧は収縮期血圧120㎜Hg未満、拡張期血圧80㎜Hg未満までコントロールするほうが理想的」と言われています（1）。

低血圧には3種類が存在する

では逆に、低血圧はどうなのか。一言で低血圧と言っても、**低血圧はさらに大きく3つの種類に分類されます。**

1つ目は、**本態性低血圧**と呼ばれるもの。これは特に何か大きな原因があるわけではなく、基準値よりも血圧が低い状態を指します。大抵の低血圧はここに分類されますし、特に病的な状態ではないことが多いです。

2つ目は**起立性低血圧**と呼ばれるもの。通常人間の体は急に立ち上がった場合などでも、血圧を適切に制御するシステムが備わっています。しかし中には立ち上がった瞬間に血圧が急激に低下し、立ちくらみやめまいを引き起こす症状が出る場合があります。このような状態が起立性低血圧です。健康な人でも、疲れていたり栄養状態が悪かったりすると引き起こされることがあり、ひどい場合には失神発作を伴うこともあります。

そして3つ目が**症候性低血圧**と呼ばれるもの。これは何らかの基礎疾患に伴う低血圧を指しますので、その根本原因の治療が必要となります。

本項冒頭で述べたような、「血圧低いんだよね」と話すような例の場合は、基本的には1つ目の本態性低血圧のことが多いのではないかと思います。

低血圧だと朝が弱い、というエビデンスはない

実際には、低血圧だと朝起きられないというエビデンスはありません。医学的にも「低血圧→起きられない」という因果関係は成立しないように思います。

逆に、寝起きが悪かったり、なかなかすっきりと目覚められず、無理やり起こされた感じでものすごく機嫌が悪かったりするという症状は、**低血圧によるものというよりは、サーカディアンリズムと呼ばれる人体の生体リズム、交感神経と副交感神経の切り替えを行なう自律神経のバランス、本質的な睡眠不足や睡眠の質などが影響していることが多い**と考えられています。

そもそも自律神経というのは、本人の意思で交感神経を優位にしたり、副交感神経を優位にしたりの切り替えはできないからこそ、「自律」の神経という名がついているのです。

交感神経が働いている時というのは簡単にいえば、動物が「さぁ狩りに行こうか！」とい

う状態のことで、心拍数は上がり血糖値も上がりやる気と元気に満ちた好戦的な状態を指します。逆に副交感神経が働いている時というのはこの逆で、例えば「お腹がいっぱいで心身が満ち足りている」「心拍数が落ち着いていてリラックスしている」などの状態を指します。

夜に入浴やリラックスをするほうがいい

そのため睡眠時を見てみると、寝ている時は副交感神経が優位でリラックスしていますが、朝になるにつれて少しずつ交感神経が優位となっていき、活動的な状態になってゆきます。

交感神経が活性化してくる際に目覚めれば、すっきり目覚められると考えられていますが、現代の生活スタイルだと、寝る前に明るい画面のパソコンを見ていたり、好戦的なゲームに熱中したりすることで、交感神経が刺激されて自律神経のバランスが乱れやすくなってしまい、睡眠が阻害されることにもつながるのです。

質の高い睡眠のため、ひいてはすっきり目覚めるためには副交感神経を優位にする必要がありますから、例えばお風呂でゆっくり温まったり、就寝前の1時間は刺激の強いゲームなどは避け、それ以外の自分の好きなことをしたりしてのんびり過ごすのがいいでしょう。

気持ちがリラックスモードになれば、副交感神経が優位となり、自然と寝つきもよくなります。

以上から、血圧が低いから朝起きられないわけではなさそうです。朝起きられないという事象には、低血圧以外の原因があることが多く、特に自律神経の働きを妨げないような生活習慣を心がけるといいかもしれません。夜はできる限り、副交感神経が優位に働きやすい環境を作ってあげることが大事ですね。

結論

▼低血圧だから朝が苦手、というエビデンスはない

▼寝起きが悪いのは、自律神経のバランスや睡眠の質や長さのほうがはるかに影響している

File.13

寝坊や居眠りは、怠け癖よりも深刻な疾患で起きている可能性アリ

客観的な数字がよくても、本人が満足しないとダメ

最近入った新卒の後輩が朝全く起きられないなどと言って、全然朝の打ち合わせに参加しない。そんなことが現実にあったら「信じられない……。怠けすぎじゃない？」と怒る気持ちはごもっともです。

みんながきちんと朝起きて出社したり登校したりしているのに、どうしてもできない人、中にはいるんです。そしてその中にはもしかして、最近新しく提唱され始めた概念の睡眠障害のある人が混ざっている可能性があります。周りにそんな人がいたら、ちょっと声をかけ

てあげてください。

目が覚めた時にスッキリしていて、何となく「あー、よく寝た！」と思えること。これがいい睡眠の定義ですよね。

でもこれは、どうしても本人の主観に基づく評価になってしまいがちで、あなたと私とでは「あー、よく寝た！」の感覚が同じなのか、それとも全然違うのかの実際のところは全くわかりません。

ですから睡眠中の脳波や睡眠状態の観察などの客観的な評価から、睡眠の質を判定する基準も存在します。ただこれも難しい問題で、客観的評価では最高の点数でものすごくいい睡眠だったと判定されても、本人がスッキリしないしあまりよく眠れた気がしないと言えば、これはいい睡眠とはいえません。客観的評価と主観的評価のバランスも大きな問題になります(1)。

また、夜間の睡眠と日中の覚醒は相互に影響しあっているために、熟睡感、寝心地や目覚め感などの睡眠の満足度のみを振り返った評価だけでは語ることができず、日中の生活の満足度やサーカディアンリズムと呼ばれるおおよそ1日の中での大きなホルモンバランスの状態など、様々な角度からの評価が必要であることがわかっています。

睡眠は身体と心の回復にとって重要な働きがあり、食事や運動、喫煙、飲酒などの生活習慣と同じように健康に深くかかわっています。

実際質のよい睡眠を取ると生活のリズムが整いやすくなり、サーカディアンリズムにのっとった体内のホルモンのバランスも保ちやすくなります。その結果、**肥満、高血圧、耐糖能障害（空腹時の血糖値が正常値と異常値の間にある状態で、放置すると糖尿病の発症率が高まる）、循環器疾患、メタボリックシンドロームなどの生活習慣病の予防につながる可能性が示唆されてきています。また、抑うつや不安障害などに対するメンタルヘルスにおいても、重要な働きを持っている**ことがわかっています(2)(3)(4)。

つまり、質のよい睡眠が得られることで、日中の心と体の状態がよくなり活動的に過ごすことができます。そしてその日中の活動的な生活がまた、良質な睡眠をもたらすことで好循環サイクルが回ることにつながるため、体と心の健康を保つのにとても大切なのです。

睡眠障害は怠惰によるのではなく疾患。種類もいろいろ

しかし**質のよい睡眠が、自力で実現できない疾患**があることが最近わかってきました。

睡眠相後退症候群《すいみんそうこうたいしょうこうぐん》

社会的に望ましい時刻に入眠および覚醒することが慢性的に困難であり、多くの場合午前3時～6時のある一定の時刻になってやっと寝つくことができるものと定義されています。学校の試験などの大事なスケジュールがある時でも、決められた時刻に起床することができず、何とか無理をして起床したとしても、午前中は眠気や頭痛・頭重感・食欲不振・易疲《いひ》労性《ろうせい》（通常より疲れやすい体質）などの身体的不調のために勉学や仕事を行なうことが困難な状態になります。

睡眠相後退症候群の特徴は、本人にとって重要な案件がある時でも起床することができず、その結果社会的不利益を受けることになってしまう点で、通常の夜遊びのしすぎや寝坊とは異なると考えられています。

睡眠相前進症候群《そうぜんしん》

夕方の眠気や早朝覚醒を引き起こすもので、高齢者に多いものです。加齢に伴う生体リズムの周期の短縮が関与していると考えられています。

社会的時差ぼけ（Social jet rag）

これは海外を行き来したりしていないのに、睡眠パターンと生活する上でのタイムスケジュールがずれている場合に起こりやすいと言われています。

睡眠時無呼吸症候群（SAS）

眠り出すと呼吸が止まってしまい、苦しくて睡眠が中断します。しかし再び眠り出すとまた呼吸が止まってしまうため、深い睡眠を取ることができなくなります。このせいで慢性の睡眠不足となり、昼間に強烈な眠気が出現します。

さらには、夜間の長時間の酸欠状態のせいで高血圧が引き起こされたり、動脈硬化が進行して心筋梗塞や脳梗塞を起こしやすくなったり(5)、糖尿病が悪化したり(6)といった重篤《じゅうとく》な生活習慣病が引き起こされます。このため中等症以上の睡眠時無呼吸症候群を放置すると、やや古い研究によりますが10年後には3～4割の方が死亡してしまうと言われており(7)早期治療が特に大切です。

ナルコレプシー

夜十分な睡眠を取っていても昼間に突然強烈な眠気に襲われ、カクンとまるで電池が切れたようにいきなり居眠りに入ってしまいます。でも本人は、居眠りをしている自覚がありません。

これは、目を覚まし続ける役割を持っているヒポクレチンあるいはオレキシンと呼ばれるタンパク質を、体内で作り出すことができなくなることによって起こると言われています。

酒やカフェインを避け、日光を味方につける

では現状で、できることとして何をしたらいいでしょう。

睡眠で困っている人は、まずは睡眠サイクルを整える訓練をしましょう。アルコールやカフェインといった睡眠を妨げる要因をできる限り排除し、覚醒を促すブルーライトや日光を

上手にコントロールすることで、少しずつ睡眠時間帯をととのえていくことができます。

ただそれらの要因をきちんと試した上でも、なお睡眠で日常生活に支障をきたしているのであれば、それは先で述べたような疾患などが隠れている可能性もあります。続くようであれば、一度専門外来のある病院にかかり診てもらうのもいいでしょう。

睡眠の質や量は人それぞれです。自分に合った方法が見つけられるように、気づいたことがあれば記録しておくのもいいと思います。

結論

▼寝坊や居眠りが多いのは、性格よりも体質の問題

▼「何時に寝たから・起きたから」や「何時間寝たから」よりも、起床時にすっきりしていないと快眠とは言えない

▼本人の自覚がない疾患の可能性もアリ

▼アルコールやカフェインはなるべく避ける。夜はブルーライトを避け、朝や昼は日光を浴びて覚醒を促す

File.14

「ぬるめのお風呂でゆっくり半身浴が健康にいいらしい」は、特別な疾患がある人だけ

日本人は欧米人よりも浴槽に浸かるのが大好き

「美貌《びぼう》を保つため、スタイルを維持するためには、ぬるめのお風呂で半身浴をしっかりとするのが秘訣です」と憧れの女優さんが言っていたのできっちり真似したい。そう思っている方、結構多いのではないでしょうか。私もその1人でした。

でもそれって本当なのでしょうか。ぬるめってどのくらいの温度？　半身浴ってどんな感じにすればいいの⁉

医学的にどうなのか検証してみましょう。

基本的に日本人はお風呂が大好きですよね。海外へ旅に出たり転勤で赴任したりした先で、浴槽がないことにショックを受けたり、あったとしてもとても小さかったり浅かったりして、しっかりお湯を張って浸かりましょうという状態にはならないことが多いのではないかと思います。

面白い研究結果があります。日本人に取ったアンケート(1)では、浴槽にお湯を張って入浴すると答えた人の平均入浴回数は週に5日以上であったのに対して、欧米では週に1回以上入浴すると答えた人は全体の1／3にも満たないことがわかったのです(本項では以下、「入浴」は湯船・浴槽に浸かることを指すことにします。つまりシャワーだけですませることは入浴とは呼ばないことにします)。

入浴する理由を尋ねると、疲れが取れるから、リラックスできるから、眠りの質が改善するからなど、清潔のために入っているというよりは、それ以外の効果を狙って入浴していることが多いのも、日本人のお風呂習慣の特徴と言えるでしょう。

入浴が多いほど脳卒中や心筋梗塞が減った

2020年に日本の研究者らによって報告された研究結果(2)では、**入浴によって、脳卒中や心筋梗塞などの血管により引き起こされる病気のリスクが下がる**という報告がされています。この研究では約3万人を10年間追跡し、入浴回数と心筋梗塞や脳卒中の発症率との関係性を明らかにしました。

入浴回数が週に2回以下の人、3~4回の人、および5回以上の人の群に分けてみた場合、**入浴回数が多いほうがこれらの疾患の発症率が低い傾向にあることがわかりました。**

これは入浴によって体が温まり、血管が拡張することで結果として血圧が下がるほうに働くこと、適度な水圧が血流を改善する傾向にあることなどが理由と考えられています。

半身浴と全身浴の定義と意義

ところで「半身」って一体どこまでのことを指すのでしょうか。モデルさんのSNS投稿などでは、ものすごく浅い水位の浴槽に、足を結構高く上げて入っている様子などが見られることもあります。ただし**一般的に半身浴と呼ぶのは、浴槽に座った状態で入り、身体に対する水位はみぞおち程度までの入浴とされています。**

一方で**全身浴の場合は、座った姿勢でしっかり肩まで入るため、首元までが湯に浸かっている**ことになります。

それぞれお湯に浸かることが身体にどのように影響を与えるか、そのメリット・デメリットの大きさを考えていく必要がありそうです。

ここで、入浴による科学的効果3ポイントをお伝えしましょう。

①水圧効果：浴槽に入った際に、お湯から体に向かう水圧のこと。この水圧によって適度に体が圧迫されて、間質液（細胞と細胞の間に存在する液体）のうちほどよい量をリンパ管に戻してあげたり、静脈を適度に圧迫することで心臓への血液の戻りを助けたりする効果が期待できます。そしてこの効果は圧のかかっている範囲に純粋に依存しますから、半身浴であればこの効果は全身浴の単純に半分ということになります。

②温熱効果：これは単純に、体に直接作用するお湯の温熱の効果を指しています。人間の平均体温がおよそ36・7℃であることを考えると、お湯がこれより高い温度であれば体温はそっちに引っ張られて上がりますし、低い温度であれば体温もそれにつられて下がります。

③浮力効果：これは水中で働く浮力のことです。お湯の中でふわふわ浮く力が働くことで、関節にかかる負担などが軽減される効果を期待しています。

入浴の一番の効果は②の温熱効果によるものです。お湯によって体が温まると血管が広がり、**結果として血流がよくなります。**血流は体内に酸素や栄養分、ホルモン、免疫物質などの必要なものを隅々まで運ぶ機能があり、同時に抹消に溜まった老廃物や二酸化炭素、疲労物質などの不要なものを回収する働きがあります。

つまりそのためには、一般的にはどうやら**40～41℃のお湯で、半身ではなくしっかり肩まで浸かった状態で10～15分が、入浴の仕方、時間としてよさそう**です。これによって体の深部体温が1℃上がり、ひいては血流の流れがよくなると言われています。

ということは半身浴であれば単純に、この倍の時間がかかってしまうということのようです。

つまり**現状よいとされている入浴は、半身浴ではなく全身浴**で、40～41℃のお湯に10～15分浸かる。これが今のところ、エビデンスが一番しっかりしているようです。

ただし呼吸器疾患や心疾患があり、水圧効果や温熱効果による体への作用が全身浴では大きくなりすぎてしまう人や、苦しい感じが出てしまう人などは、半身浴で緩やかに効果を出すのがお勧めです。

結論

▼**半身浴よりも全身浴（呼吸器疾患や心疾患など健康上の大きな問題がなければ）**

▼**ぬるめのお湯よりも、40～41℃のお湯がよい。入浴の最大の目的は温熱効果だから**

▼**長時間浸かるよりも、10～15分程度にとどめる**

「ぬるめのお風呂でゆっくり半身浴が健康にいいらしい」は、特別な疾患がある人だけ

第3章

運動

File.15

1日1時間のランニングで寿命が7時間延びるという研究報告が出ました

その時にできることをすればいいだけ

ランニングを続けるって難しいですよね。「暑くなってきたし」とか「今日は雨だし」とか「明日の朝早いし」とか、続けようと決めたのになかなか続けられなくて、やらなくて済む理由を一生懸命探してみたりしちゃいませんか。

でも仮に、ランニング自体にどうやら寿命を延ばす効果があるとしたら。1日少しでも走ることで、自分の時間を少し増やすことができるとしたら……。夢がありますよね！　どういうことなのか、解説していきましょう。

File.15

1日1時間のランニングで寿命が7時間延びるという研究報告が出ました

健康であるためには、運動、食事、睡眠そしてメンタルヘルスなどが重要な要素になってくることは誰もが知っている通りです。でもこれらが大事なことはわかっていても、実際日々の生活に追われる中で自らを律して、これらをきっちり規則正しく組み込んでいくのはとても難しいこと。

定期的な運動が大事だと言われても、毎日同じ時間に早起きしてランニングを続けられる人は本当にごくわずか。大部分の人は１駅分だけでも歩こう、とか、散歩がいいってわかってるけどやっぱり子どもの送り迎えはせめて電動アシストつき自転車で、とか……。

でも、いいのです、それで十分！　大切なのは少しでもその時に合った状況の中で、最善の選択

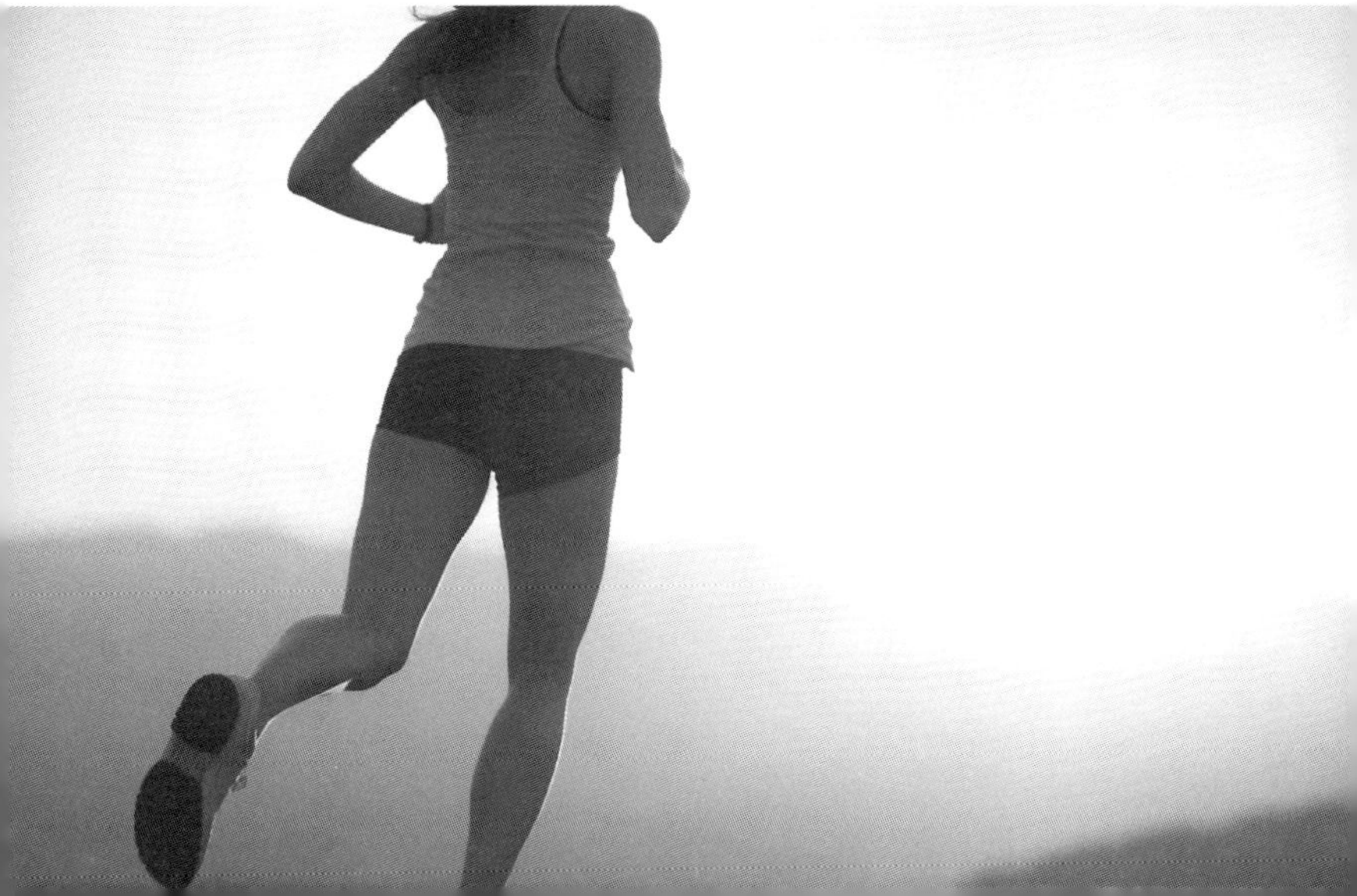

をしようと思う気持ちと行動ですから。

ではここから、現在の科学で最も効率がいいと言われていることを見てみましょう。

健康上のコスパのいい歩数が存在します

2019年にハーバード大学の研究者から報告された研究では、平均年齢72歳のグループおよそ1万7000人の歩数を調べて4年間追跡した結果が報告されました(1)。ここでは歩数が多い人ほど死亡率が低い、という結論でした。

さらに2020年に発表された研究結果(2)では、1日7500歩以上歩くことが健康につながるようだとわかってきました。さらには、たくさん歩けば歩くほどいいというわけでもなく、どうやら**7500歩以上から1万2000歩あたりまでは歩けば歩くほど死亡率が低くなることが示されたのだが、それ以上になるとそれほど大きなメリットはなさそう**という結果になっていました。

ランニングはどうでしょう。2017年に発表された研究(3)では、**定期的なランニング**

の習慣がある人はランニングの習慣がない人に比べて、寿命が約3年長いということが発表されました。そしてこの研究を行なった研究者に対してインタビューをした際には、**「1日1時間のランニングで、7時間寿命が延びる計算になった」**と話しているようです。

これが本当なら時間が増えるわけですから、日々の時間が足りないと嘆く現代人にとって非常にありがたい話ですね。

では、普段全く運動していない人はどうしたらいいでしょう。

WHOは身体活動に関するガイドライン[4]を発表していますが、ここからの重要なメッセージが6つあるので引用してみましょう。

①身体活動は心身の健康に寄与する。定期的な身体活動は、世界の死亡者数の4分の3近くを占める心臓病、2型糖尿病、がんといった疾病の予防・管理に貢献する。また、身体活動は、うつや不安の症状を軽減し、思考力、学習力、総合的な幸福感を高める。

②少しの身体活動でも何もしないよりは良い。多い方がより良い。健康と幸福のために、少なくとも、成人では週に150〜300分の中強度の有酸素性の身体活動（または、それ

と同等の量の高強度の有酸素性の身体活動）が、子どもや青少年では1日平均60分の中強度の有酸素性の身体活動が推奨される。

③すべての身体活動に意味がある。仕事やスポーツ、余暇、移動（ウォーキング、スケートボード、サイクリング）だけでなく、日常の生活活動や家事も身体活動に含まれる。

④筋力強化は全ての人の健康に役立つ。高齢者（65歳以上）は、転倒予防と健康増進のために、筋力の強化だけでなく、バランスと協調（身体の各部位を調和して思い通りに動かせる能力）を重視した身体活動を取り入れるべきである。

⑤座りすぎで不健康になる。座りすぎは心臓病、がん、２型糖尿病のリスクを高める。座りっぱなしの時間を減らし、身体活動を行うことは健康に良い。

⑥身体活動を増やし、座位行動を減らすことにより、妊娠中および産後の女性、慢性疾患のある人や障害のある人を含むすべての人が健康効果を得られる。

このガイドラインの中で大切なポイントは、「少しの身体活動でも何もしないよりは良い。多い方がより良い。」というスタンスです。

しっかりきっちりとでなければ、運動を始められないわけではない。全くのゼロよりも、ほんの少し歩くだけでも十分効果は期待できるのです。

ですから、ほんの少しずつでもいいので歩く距離を増やしたり、自転車に乗ったりする時間を増やしてゆくように心がけたい。そんな気持ちを持ってもらうことがまずは大事ですね。

結論

▼ウォーキングもランニングも、やっぱり健康にいい

▼歩数は多いほどいいが、1日7500歩程度が理想で、1万2000歩を超えるとメリットを受けにくくなる

▼1日1時間のランニングで7時間寿命が延びるという研究結果も出ている

▼自転車、スケートボードなどでもいい。少しでもいいから体を動かすという習慣を続けることが何より大事

File.16

子どもの安全のために、すぐに遊びを止める。この傾向で骨折は50年で2倍以上に〝増加〟

全学年で子どもの骨折は増加傾向

高い所に登ってジャンプしたり、滑り台を逆に駆け上がったり、高い鉄棒の上から飛び降りたり。そういう光景、あまり見なくなったような気がしませんか。

社会が安全性に配慮するにつれて、私が子どもの頃は普通だった遊びもどんどん消えていった気がします。ダイナミックな遊びができた遊具も、忽然と姿を消したような。

ではこれ、本当に子どもたちのためになっているのでしょうか。実は子どもの骨折は増えてきていることがわかっています。一体なぜなのでしょう?

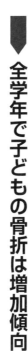

File.16

子どもの安全のために、すぐに遊びを止める。この傾向で骨折は50年で2倍以上に〝増加〟

最近の独立行政法人日本スポーツ振興センターの発表（1）によると、**子どもの骨折は小学生から高校生までの全年代で増加しており、全体では30年前の約1・5倍、1970年と比べるとおよそ2・4倍にまで増えています。**

細かい内訳を見てみると、小学生は学校での休憩時間の間の骨折が最も多く、2022年度の統計ではほぼ半数を占めます。実施競技別にみると、跳び箱、バスケットボールでの骨折が多い傾向が認められます。

中高校生になると休憩時間の骨折は減り、部活動での骨折が半数を占めるようになります。体育は小学生同様3割弱で、実施競技別に見ると、中学生も高校生も、バスケットボール、サッカー・フットサルが多くなっていることがわかります。

部活動での実施競技別に見ると、中学生はバスケットボール、サッカー・フットサルがそれぞれ全部活動における骨折の4分の1程度を占めており、高校生になると野球とバスケットボールが加わります。

骨折が増加した要因の1つとして、幼少期からの運動の量や質が低下し、これに伴い骨折を回避する身体能力や骨の強度が低下しているためと考えられます。

適度な負荷は骨の強化に必須

丈夫な骨を作るために必要なのは、次の3つです。

①適度な運動負荷
②適切な睡眠
③バランスのよい食事

①適度な運動と負荷

実は骨を丈夫にするためには、ある程度の骨への加重が必要だと言われています。これまでの研究では骨に適度な圧力が加わることで、発生した電位がCa（カルシウム）を骨へ定着させることに重要な役割を担っているのではないかと考えられています。

つまり飛んだり跳ねたりなどの適切な荷重がかかることで、骨はより強くなります。しかしあまり外遊びをする環境が整っていなかったり、忙しくてそんな時間が取れなかったりすることが多くなってきたために、この日常生活での適度な荷重を加える機会が減ってきてしまっているようです。

②適切な睡眠

睡眠中に分泌されていることで有名な成長ホルモン。このホルモンはもちろん成長するために必要なホルモンですから、骨を強くしたり大きくしたりする作用が知られています。ですから子どもの頃からしっかりと睡眠時間を確保し、この成長ホルモンをちゃんと分泌させることも、強く丈夫な骨を作るのには欠かせない習慣と言えるでしょう。

③バランスのよい食事

具体的な栄養素として骨を強くするのに必要不可欠なものが、皆さんよくご存知のビタミンDです。ビタミンDは日光を浴びることで体内で作ることのできる特殊なビタミンなのですが、このビタミンD、実は子どもの欠乏症が増えていることで大きな話題になっているのです。

ビタミンDを多く含む食材を摂取することでも入手できるのですが、これらを食べる機会が減っていること、そして何よりも紫外線による健康被害を防ぐために、幼少期からしっかり日焼け止めを身体中隅々まで塗ることが定着してしまったため、皮膚からのビタミンD生成が困難になってしまったことが原因なのではないかと言われているのです。

皮膚トラブルを防ぐために塗るようになった紫外線防止剤が、一方でビタミンD欠乏症を招いてしまったということです。さらには、ビタミンD欠乏による「くる病」と呼ばれる骨変形をきたす疾患までも、実は増加傾向にあります。

ですから適度な外遊びや紫外線を浴びること、それからバランスよくビタミンDの豊富な食材を摂ることを心がけてください。

適度な骨への荷重は必要なので、飛んだり跳ねたり、時には高い所からのジャンプなども成長に

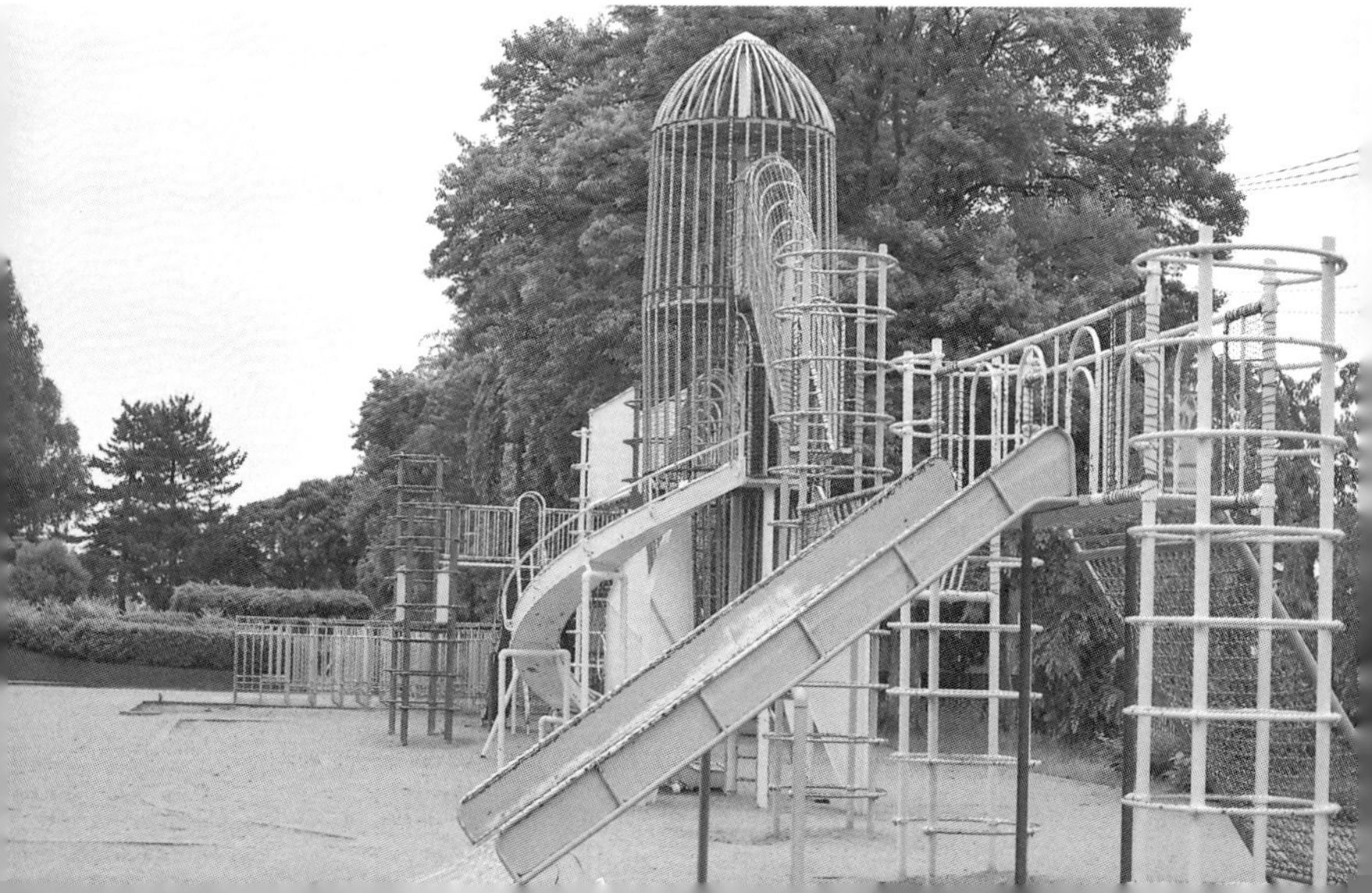

とってはとても大事なものです。

全て禁止するのではなく、臨機応変に対応して上手に取り入れてゆくことが大事です。

また**睡眠や適度な日光なども健康な骨作りのためには大事**なことなので、気に留めておいてください。

結論

▼**激しめの運動を何でもやめさせようとすると、骨が弱くなる**

▼**日焼け止め対策のしすぎは、骨を強くするビタミンD形成を阻害する**

▼**睡眠と食事は、骨の強化でもやっぱり重要**

第4章

予防、治療

File.17

擦《す》り傷、切り傷は、すぐに消毒を！……、しないでください。

傷ができたら必ず感染するとは限らない

ケガをした時は、アルコールや市販消毒液で消毒しましょう。そう思っていませんか？コロナ禍を経験した今だからこそ、そんな我々だからこそ、消毒には敏感になっています。では擦り傷や切り傷、子どもは特に傷に入った砂やどろんこもですね、そういったものの対処法について一緒に考えてみましょう。

そもそも擦り傷や切り傷ができた場所は、皮膚が損傷して、皮下の組織、すなわちカバー擦り傷、切り傷は、すぐに消毒を！……、しないでください。

されていない組織が剥《む》き出しになっている状態です。ここには血液や間質液といった栄養たっぷりの液体がふんだんにあり、なおかつ体温はいい感じに温かく、湿っています。

この湿度や温度が一定に保たれた環境で細菌感染が起こった場合、細菌にとってはかなり住みやすい環境となります。そのため、医療行為によって生じた傷、すなわち手術創などであったとしても、この細菌感染はとても気をつけなくてはいけない問題です。

ただ、**細菌感染はどんな場合でも傷さえあれば発生するというわけではなく、「細菌数」「創環境」「防御力」の3つの要素のバランスによって起きるかどうかが決まる**のです。

まずは、傷に感染を成立させるだけの数の「細菌数」が必要となります（条件が合ってしまえば、細菌数は少量から爆発的に増えます）。

さらに感染を成立させるだけの「創環境」が必要（適度な温度や湿度と栄養が求められる）。

もう1つおまけに、「防御力」が低下している状態が必要（細菌と戦う自分自身の免疫が弱っていることが必須）。

この3つの要素が細菌側に有利に揃った場合に創部、つまり擦り傷や切り傷、そして手術創の細菌感染が成立してしまうことになるのです。

消毒液を使ったら100%感染してしまった

では3つのうち、どれか1つだけでもなくしたらいいのではないかしら?

その発想でおそらく20〜30年前までは、医学界でも創部の消毒はきっちり行なわれていました。**傷を消毒するという行為は、前述した3要素の中の「細菌数」を減少させることを目的としていた**のです。

では本当に、この発想は正しかったのでしょうか。それに答えを出した1980年代の有名な実験と論文がありました(1)。傷の面に細菌を散布した上で、ヨード系消毒液で消毒した場合と生理食塩水だけで洗浄した場合の細菌の数を計測したものです。この場合はもちろん消毒液で消毒した場合のほうが、傷面の細菌数は優位に減少していました。

しかし4日後にその傷の感染率を見てみると、なんと**消毒液で消毒した群では100%細菌感染していましたが、生理食塩水で洗っただけで消毒はしていない群では全く感染していないということがわかった**のです。むしろ傷は消毒するほうが感染するということがわかり、大変な衝撃が走りました。

一般的に使用するものよりももっとずっと薄い消毒液を使用した場合であっても、どうやら傷を治すために必要かつ重要な働きをする線維芽細胞《せんいがさいぼう》の増殖を抑制しているという報告[2]もあり、さらには**細菌と戦うために必要な白血球やマクロファージ（免疫機能を持つ大きめの細胞）にも有害**らしい[3]こともわかってきました。

これらの研究から、感染の起こっていない傷（今切れたばかりや擦りむいたばかりといった）に消毒液を使うことは、細菌感染予防効果は全くないどころかむしろ、感染を誘発する作用があることが徐々に明らかになってきて、世界中の医学界が大きな方向転換を余儀なくされたのです。

生理食塩水を使えばしみない&ダメージが少ない

ではどうしたらいいのでしょうか。まず大切なことは、異物などが混入していては感染予防にも傷の治りにも妨げになりますから、まず砂利《じゃり》やくずなどが傷の中に入っていないかどうか、しっかり目視でチェックしましょう。

次に、傷自体の面をしっかりと十分に、**“生理食塩水で”洗浄することが何よりも大事**です。

ここでポイントとなってくるのは、「なぜ生理食塩水でなければならないのか?」という疑問でしょう。**基本的には、傷の洗浄を行なうためには流水でも大丈夫**です。おそらく一般的に外で子どもがケガをした、などの場合に、すぐに大量の生理食塩水を用意できる人は皆無だと思いますので。

ただ、なぜ可能ならば生理食塩水をお勧めしているのかというと、理由は主に次の2点によります。

【理由その1】生理食塩水が一番傷にしみないこと

子どもの時に公園で擦りむいた膝《ひざ》の傷が、お風呂に入ったらものすごくしみて痛かった記憶のある方も多いでしょう。これは浸透圧という現象によるもの。浸透圧とは、水分が濃度の薄い側から濃い側に移動する圧力のこと。

ここでは主に塩素くらいしか含まない濃度の低い水道水が、あらゆる物質を含む濃度の高い細胞内へと移動して、細胞が水を吸って膨張してしまうため痛くなるのです(鼻に水道水が入ると痛いのもこれが原因)。

ですから体内の細胞と近い濃度の生理食塩水を使ってあげれば、水道水を使うよりもずっとしみにくいのです（ドラッグストアで売っている鼻うがい液が染みないのは、このメカニズムによるのですね）。

【理由その2】傷の周りに残っている正常で免疫機能がある細胞に、ダメージを与えないこと

前述したように、傷を治すために、そして感染しないためには傷の周りにいる正常細胞から出る白血球やマクロファージといった免疫細胞などの働きが欠かせません。これらも細胞でできているので、浸透圧の違う水道水によってダメージを受けてしまいます。

ただ、先ほどから述べている通り、大量の生理

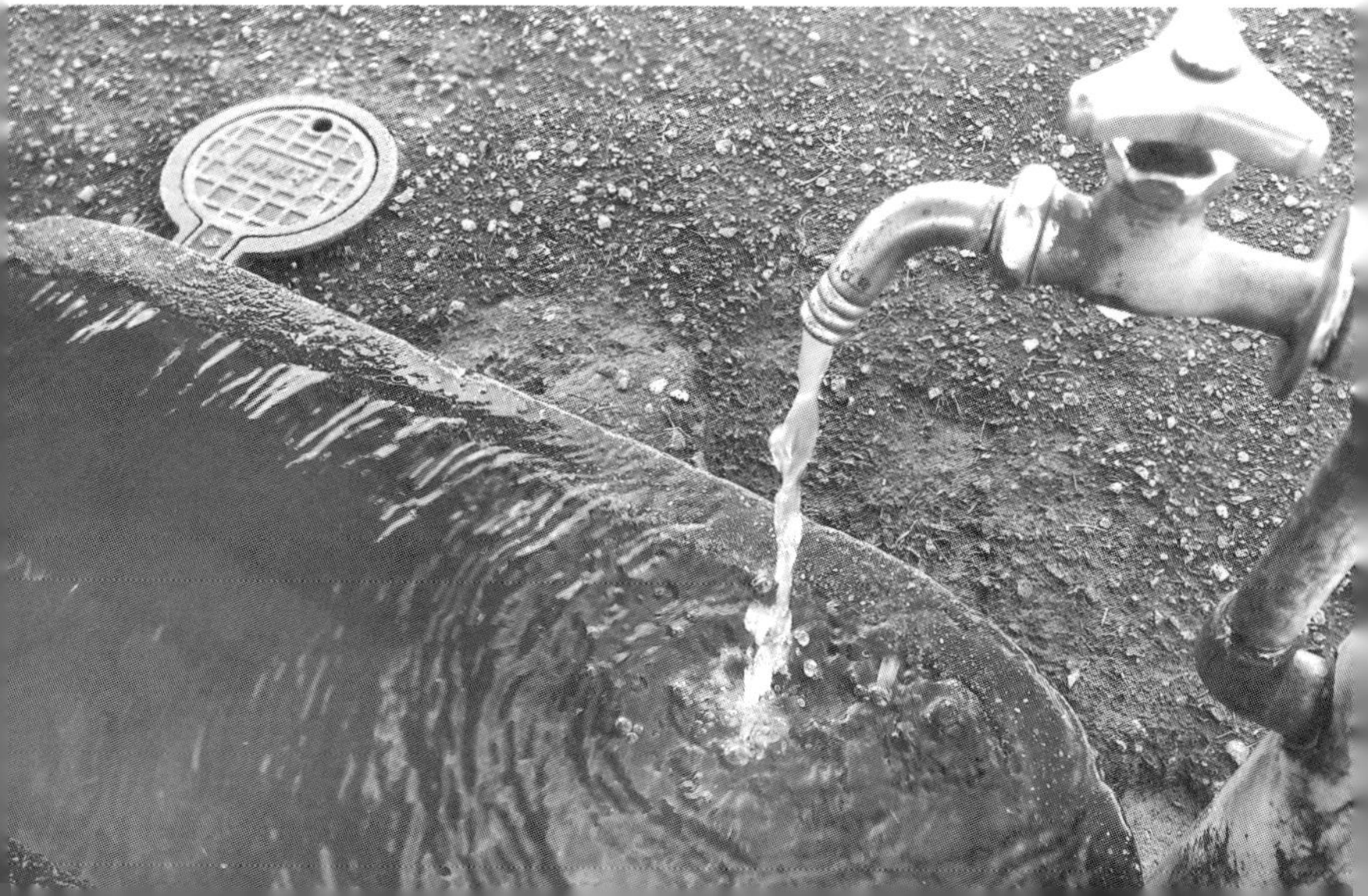

食塩水を即座に外出先で準備できる人はあまりいないと思いますので、その場合はとにかく洗浄することを重視して、流水で構わないのでよく洗いましょう。

参考までに生理食塩水の簡単な作り方を載せておきます。「生理食塩水＝濃度がおよそ0・9％の食塩水」のことですから、**100㎖の水に0・9gの食塩が溶けているものであればOK**です。

洗った後は、創傷保護剤（なければ絆創膏《ばんそうこう》）を貼りましょう。うまくできれば乾かさず、**かさぶたを作らずに済み、最もきれいな状態で治りますよ。**

結論

- ▼擦り傷や切り傷は、アルコールや市販消毒液などで傷口を消毒しない
- ▼入ってしまったゴミなどは取り除き、生理食塩水（なかったら流水でOK）で十分に洗い流す。洗った後は、創傷保護剤（なければ絆創膏）を貼る

File.18

9割程度の風邪に抗生物質は効かない。むしろ悪影響のほうが多い

免疫ができたはずなのに、何でまた風邪をひくのか

日本の医療制度は世界的に見てもよくできた制度で、日本国内にいればほとんど誰もが同一レベルの治療をほぼ同じ価格で受けることができるという、稀有なシステムです。

ただ逆に言えば、この制度のデメリットの1つでもあるのですが、**過度な診察や必要のない治療が行なわれていたとしても、それほど高額なお金を自らのお財布から払っているという自覚に乏しいため、何となくお医者さんの言う通りに、そのままあまり深く考えずに受け入れてしまう、ということも割とよく起こっています。**

ですから「病院へ行って、抗生物質出してもらわないと」と気軽に思う方も多いようです。私の周りでも風邪が流行る季節になると、こんなことをおっしゃる方が後を絶ちません。

例えばこれは極端な例ではありますが、全額完全に実費で、薬1粒1粒まで自分の財布からその場で支払いをするシステムであったとすれば、事情は一変するでしょう。きっともっと1粒1粒、「これ、何のためのものですか？　本当に必要ですか？　1日1回じゃダメなんですか？」と気にかけるようになるはず。

こんなことを一度は気にしてみて、薬との向き合い方を考えてみていただけると嬉しいです。

ではそもそも、風邪の原因って何でしょう。

風邪を引き起こすウイルスとしては主に、「パラインフルエンザウイルス」や「ライノウイルス」また「エコーウイルス」や「コクサッキーウイルス」などがあります。さらにこれらのウイルスがそれぞれいろいろな型を持っていて、全部を別々な物として数えると**400種類以上ものウイルスが風邪の原因となりうる**のです。

これほどたくさんの風邪ウイルスが存在するため、例えば「この間風邪にかかったばかり

9割程度の風邪に抗生物質は効かない。むしろ悪影響のほうが多い

だから免疫ができているはずなのに、何でまた風邪ひくの……⁉」ということも珍しくありません。**ウイルスが変われば、今持っている免疫が通用しなくなるということで、普通にある**ことなのです。

特に、集団生活を始めたばかりの子どもたちは、今まで風邪のウイルスにさらされていなかった所に、一緒に過ごす子ども同士がいろいろなウイルスを持ち寄ってしまうため、風邪ウイルスをもらい合い、風邪を繰り返してしまい、鼻水が出たり引っ込んだりが続いたまま一冬過ごす、なんてことも起きてきます。

市販の風邪薬は菌もウイルスも倒せない

そしてここで大事なのは、**風邪の原因は80〜90%がウイルス由来であり、残り10〜20%がマイコプラズマ、クラミジアといった病原微生物（細菌）によるもの**だということなのです。**抗生物質と呼ばれるものは、抗菌薬のことで、これはつまり「菌」に対する薬**です。菌とは細菌のことであり、つまりは**風邪の原因の80%以上を占める「ウイルス」たちには効きません。**ウイルスたちと戦うための薬は「抗ウイルス薬」と呼ばれる別な薬となります。

じゃぁどうして昔は、風邪に抗生物質こと抗菌薬を使用していたのか。一番の理由としては、ウイルス性の風邪にかかって、体力や免疫が落ちている状態になると、**さらにその上に細菌の感染が被ってくることがあるため**です。

最初は「何だかちょっと疲れが溜まってきたなぁ、疲れが取れないなぁ」程度から始まります。その次に、例えばウイルス性の風邪にかかり、少し喉《のど》が痛くて咳《せき》も軽く出るけど、まぁこのくらいならと思って**市販の症状を抑える薬（これらもウイルスや細菌と戦う成分は入っていません。あくまでも症状を和らげて辛くない程度に隠してくれるだけ）**を飲んで動き回ってしまった結果、３週間経っても「そういえば咳は続くし、むしろひどくなってきたし、何だか階段を登ると息苦しいし、頭痛も倦怠感《けんたいかん》もひどくなってきたような気がする」なんてことも。

これが最初はウイルスによる風邪から、体力や免疫の低下、そして細菌性肺炎へと続いていく典型的なパターンです。

ではどうしたらいいでしょう。先ほど書いた通り、抗生物質にも市販の風邪薬にも、そもそもの風邪の主な原因のウイルスをやっつけてくれる成分や機能はありません。風邪の原因のウイルスと戦ってくれるのは、私たちの体の中にある免疫システムだけです。その機能をしっかり働かせるためには、とにかく**いっぱい寝てきちんと休む。栄養のあるものを食べる。免疫システムに欠かせない抗体を作るためには、例えばタンパク質が必要。これに尽きる**のです。

抗生物質が細菌を進化させてしまう

ですから実は**今の医療界では、抗生物質はやたらめったらと処方されません。**するると、「ほとんどの風邪に抗生物質が効かないのはわかった。でも10％くらいある細菌性の風邪には効くんでしょ？　予防も兼ねることも考えれば、もっと処方したっていいんじゃない？」なんて声が聞こえてきそうです。確かに10％の風邪に効くのなら予防的に飲んでおこうよ、と考える気持ちもわかります。

必要な時にしか処方しないのには、明確な理由があります。実はかつてはこの考えでたくさんの抗生物質が、予防投与のために処方されていた時代もありました。

しかし現在は全世界的な取り組みとして、抗生物質を使用する際はきちんと原因菌を特定する検査をし、それに合わせた適切な抗生物質を適切な量とタイミングで使用するルールが決められています(1)。

適切な抗生剤治療を行なわないと、将来的に抗生物質が効かない耐性菌を増やすことにつながってしまうため、このような厳格な取り決めがされたのです。

抗生物質、すなわち抗菌薬は細菌たちにとってみれば大変な毒薬です。あの手この手を使って何とか生き延びる方法を探ります。そして運よくこの生き延びるシステムを獲得してしまった細菌が、抗生物質と一緒に、元々人間の体の中で一緒に仲よく共存していた善玉の細菌たちの数を減らしてしまうことで、この生き延びるシステムを獲得してしまうことにも。すなわち**抗生物質に耐性を持ってしまった細菌に、生き延びやすい環境を提供してしまうことになってしまう**のです。

どうでしょう。これ、怖くないですか？　そしてその抗生物質に耐性を持ってしまった細菌は、例えばメチシリン耐性黄色ブドウ球菌（ＭＲＳＡ）、ペニシリン耐性肺炎球菌（ＰＲＳＰ）なんていう、ちょっと強そうでかっこいい名前を持ってしまい、抗生物質の効かない細菌として猛威を振るうのです。

ですから世界中の医師たちが現在、この抗生物質の適正な使用に向けて一丸となっているのです。

結論

▼**風邪に抗生物質は9割程度効かない**

▼**細菌性だと医師が判断した場合は抗生物質は処方されるが、必ず使用方法を守って使用する**

▼**どんな風邪でも、まずはたくさん寝る。タンパク質をしっかり摂る食事で栄養補給**

File.19

ビタミンC自体には風邪を予防する効果も改善する効果もない

ビタミンがそもそも何者か知ってます?

「風邪をひいたからビタミンCをしっかり摂ろう」という話、よく聞きますよね。実際風邪をひくと、何となくレモンとかみかんとか、ビタミンCがたくさん入ったものが食べたくなるような気もします。

では本当にビタミンCは、風邪に有効なのでしょうか?

まずはビタミン全般について簡単にご説明しますね。ビタミンとは、一般的には「微量で

ビタミンC自体には風邪を予防する効果も改善する効果もない

動物の栄養を支配し正常な生理機能を調節し、完全な物質代謝をなせる有機化合物のこと。かつ、それ自体としてはエネルギー源にならない必須栄養物質であり、ヒトの体内では「基本的には生成されない」とされています。

つまり簡単に言えば、エネルギー源や体を作る成分ではありませんが、**生き物が健全に成長し、健康でいるために大切な働きをする物質**ということ。ビタミンは他の栄養素がうまく働くための潤滑剤のような働きをしているのです。潤滑剤なので、それ自体の必要量はとても少ないのですが、**体の中ではほとんど作ることができないので、食べ物から摂取することが重要**です。

さらにこのビタミンは、水溶性のビタミンと脂溶性の（油脂に溶ける）ビタミンとに大きく分かれます。本項でご説明するビタミンCは水溶性ビタミンに分類されます。体内で作り出すことができないので、食べ物から摂取する必要がありますが、水溶性ビタミンは余った分は取っておけず、尿として排出されてしまいます。

そのため摂りすぎたとしても余分な分は出て行ってしまうので心配はありませんが、逆に枯渇しないように毎日少しずつでいいので摂取を心がける必要があります。

ビタミンCの主な働きは「抗酸化作用」「鉄分の吸収促進」「コラーゲンやコルチゾール

（ホルモン）の合成補助」「リンパ球の活性化」などが主です。これを見るとわかるように、何かを作ったり働かせたりするために大活躍する成分ですね。

世界中の研究を分析した高精度の研究でわかったこと

ではこのビタミンC、先ほどから述べているように早く治癒する効果や風邪の予防効果はあるのでしょうか。

以下は、2013年に発表された有名な研究結果です(1)。イギリスに本部を置く組織で行なわれた、研究デザインレベルとしては最も高いといわれるランダム化比較試験と呼ばれる実験手法を使って行なわれた世界中の研究を、さらに各国から集めた上で統合する研究手法（メタアナリシス）を使って出された、システマティックレビューの結果が発表されました。専門用語を乱発してしまいましたが、要は精度が相当高い研究であるということです。

ここでは、「ビタミンCによる風邪の予防および治療」についてこのように報告されています。

■29の論文から1万1306人を対象に行なったメタアナリシス

■ビタミンCを常に摂取していた群と摂取していなかった群での風邪の発症率には有意差なし
■罹患期間はわずかに短縮傾向があった
■風邪にかかった後に治療薬としてビタミンCを摂取した場合の風邪の重症度や罹患期間には、一定の法則性はなし
■ビタミンCを過剰に摂取しても有害事象は報告なし
ということがわかりました。

つまりは**風邪にビタミンCは悪くはないけど、めちゃめちゃ効くぜっていうわけでもない**ね、ってことのようです。

他のビタミンは風邪には効くの?

ではついでに、他のビタミンには風邪の予防効果はないのでしょうか⁇

◆ビタミンD

ビタミンDは油に溶ける「脂溶性ビタミン」の1つで、食べ物から摂る他に、日光を浴び

ると私たちの体内でもある程度作り出せるビタミンです。カルシウムの濃度を一定にしたり、正常な骨格や歯の発育を促進したり、さらには神経伝達や筋肉の収縮の調節を行なったりなど、様々な役目を担っています。

その中でも風邪に限らず感染症分野で特に注目されているのが、「免疫調節作用による抗ウイルス作用」。つまりビタミンDには体内に侵入してきたウイルスと戦うために、体内の免疫機能を高めたり、ウイルスの複製を阻害したりする効果があるのではないかと言われています（2）。実際、ビタミンDは新型コロナによるものを含めた感染症自体を予防する効果・重症化しにくくする効果がある（3）ということが、多くの論文で報告され始めています。と言うことは、どちらかと言うとこっちのほうが風邪の時には必要そうじゃないですか？

◆ビタミンE

ビタミンEは脂溶性ビタミンです。ビタミンEを多く含む食べ物としては、アーモンド、うなぎ、アボカドなどがあります。体内に広く分布しているので過剰症は起こりにくいと言われています。

ビタミンEはビタミンC、ビタミンAとともに抗酸化作用を有しており、細胞膜が活性酸素により過酸化脂質になるのを防ぐことで、細胞の老化を防いでいます。この働きからビタミンEはアンチエイジングビタミンとも呼ばれています。
また、女性ホルモンの生成を助けたり血行を促したりする働きの他、細胞膜の損傷を防ぐことにより膜の完全性やシグナル伝達（体内でタンパク質などの情報伝達を行なう分子が血流や細胞質を通じて運ばれ、対応する部分に働きかける過程）を維持することで、免疫機能の維持にもかかわっていることが知られています(4)。こちらも何だか風邪にはよさそう。

というわけで、現在の見解としては、風邪に対する早期回復や予防については、絶対ビタミンCが有効！　と言うよりは、他のビタミンもいい仕事するのでしっかり摂れるといいですね、ってことです。

結論

▼ビタミンCに期待を寄せすぎない

▼他のビタミンも含め、栄養はまんべんなく摂る

ビタミンC自体には風邪を予防する効果も改善する効果もない

File.20

風邪の時は「まずはたくさん汗をかくために体を温めよう」は違う

体温上昇だけで体中でたくさんのことが起きている

「風邪をひいてしまったら温かくして、布団いっぱいかけて、汗いっぱいかいて、そしたら熱も下がるよ」と、昔の人はよく言ったものだったような気がします。

でもこれって実際はどうなんでしょうか。確かに汗をかくと熱は下がる？　でも寝冷えする？　着替えないとだめ？　そもそも汗はどのタイミングで出てくる⁇

様々な疑問を、科学的に検証してみましょう。

風邪の原因の主なものはウイルスです。この原因となるウイルスが、喉や鼻から粘膜を通って体内に侵入してきます。すると敵に気づいた免疫細胞たちは、一斉に戦う準備に向けて動き出します。

私たちの体の中にある免疫細胞には様々な種類が存在し、入ってきたウイルスなどの外敵に対する攻撃力を持つものだけでなく、外敵侵入の情報を知らせる役割を果たすものもいます。こうした伝令が速やかに働くことで、喉や鼻などに入ってきたウイルスの侵入情報を、離れた所にある本部である脳に知らせることができるのです。

そしてこの作戦本部の中枢を成す脳の中で、体温調節の司令塔となっている視床下部という所に指令が伝わると、視床下部からは体の各部署に対して、体温を上げるように指示を出します。

この視床下部からの体温調節指令にもとづき、人間は寒いなぁと感じて布団にくるまったり、1枚上着を着たりするのです。

と同時に、体の表面を通る血管により、人体はそこから温度を逃したり溜めたりするのですが、今回の指令を受けると、まず皮膚の血管が収縮することで、体表面からの熱の放出を抑える方向に働くのです。

さらに、寒さを感じると悪寒《おかん》を走らせることで、ブルブルと筋肉を震えさせて、これによる熱産生《さんせい》を促します。

つまり**「体温が上昇する」という現象1つのために、これだけの様々な仕組みがかかわる**のです。

熱が上がったからといって、すぐに解熱剤を飲まない

体温上昇の機序《きじょ》はわかった、でもそもそもなぜ風邪をひくと熱が上がるの？　別の言い方をすれば、なぜウイルスの侵入を感知すると、体は発熱方向に働くのでしょうか？

理由は、ウイルスの侵入を受けた生体にとって、**ウイルスと戦うためには体温の高い環境のほうが戦いに有利**だからだと考えられています。

強いウイルスに感染した時ほど、体温は高く設定されると考えられています。そのために、一般的ないわゆる普通の風邪にかかった時よりも、インフルエンザのほうが高熱になるのです。

その後、免疫システムがウイルスを撃退しウイルスとの戦いが収束すると、体温を調整する機能が通常の37℃前後に下げる指令を出します。**熱を下げる指令を受けた身体は、発汗して体温を下げようとするのですが、これが高熱が出た後に汗をかく理由**です。

発熱が生体全体にとって有利に働く理由は、まだ十分にわかっていません。しかし、どうやら複数の実験結果から、高い温度環境下のほうが免疫細胞が活性化されること、またウイルスなどの異物に対する反応が強くなるために、ウイルスと戦うのに有利な環境になるのだろうと言われています。

そのために**現在の医学会では、発熱は身体が身を守るための生体防御機能の1つと捉えられており、発熱したらすぐに解熱剤で体温を下げてしまいましょうという治療方法は推奨されていません。**

いくつかの研究からも、感染症にかかった時に早い段階で解熱剤を服用した場合、治癒までの期間が長びく可能性も示唆されており、予後《よご》（病気や手術の経過や結末についての医学上の見通し）を悪くする可能性があるといったデータも少なからず出ています。

ただし、高熱が長く続くと体力の消耗も激しく、炎症反応性の貧血などを引き起こすこともあるために、そのような場合には積極的に解熱剤を使用してゆくこともあります。

寒気もないうちから温かくしないほうがよい

先ほどの発熱の仕組みを見ると、「ウイルスの侵入を感知→体の中でシグナルを伝達→視床下部から体温を上げる指令が出る→体温の目標値が上方に引き上がった状態で設定される→体温を上げるためにシバリング（震え）を起こすことで体温を上げる」といった一連の流れが起こっていることがわかりました。

そしてこの体温の高い状態が、ウイルスと戦う上で何らかの有利な状況を作り出している可能性も示唆されています。

では風邪をひいたなと感じた段階で、布団をたくさん被ったりして外的要因で体温を上げることは有効なのでしょうか。

ベースとなる大事なことは、体が辛い時はラクになるほうに助けてあげることです。

ですから、「熱の上がりはじめで**悪寒がする時**＝温かくしたい時＝体温を上げて有利に戦おうとしている時」となるので、**しっかりと温めて行くことが大切**です。

逆に**まだそれほど寒気もしないし熱も上がってきていないという時は、無理してわざと温めて汗をかこうとすることは逆効果になりかねません**から注意が必要です。

そして体温を上げてウイルスと戦うピークを越えた体は、今度は熱を下げようとします＝汗をかくことで帰化熱を発生させて体表面から熱を逃して、深部の体温を下げるほうに働きます。その場合は一気に汗をかくことになりますが、これも汗をかかないようにせっせと冷やすのではなく、**脱水に気をつけながらしっかり汗をかいて、体が熱を下げようとしているのを手助けしてあげるのがいい**でしょう。

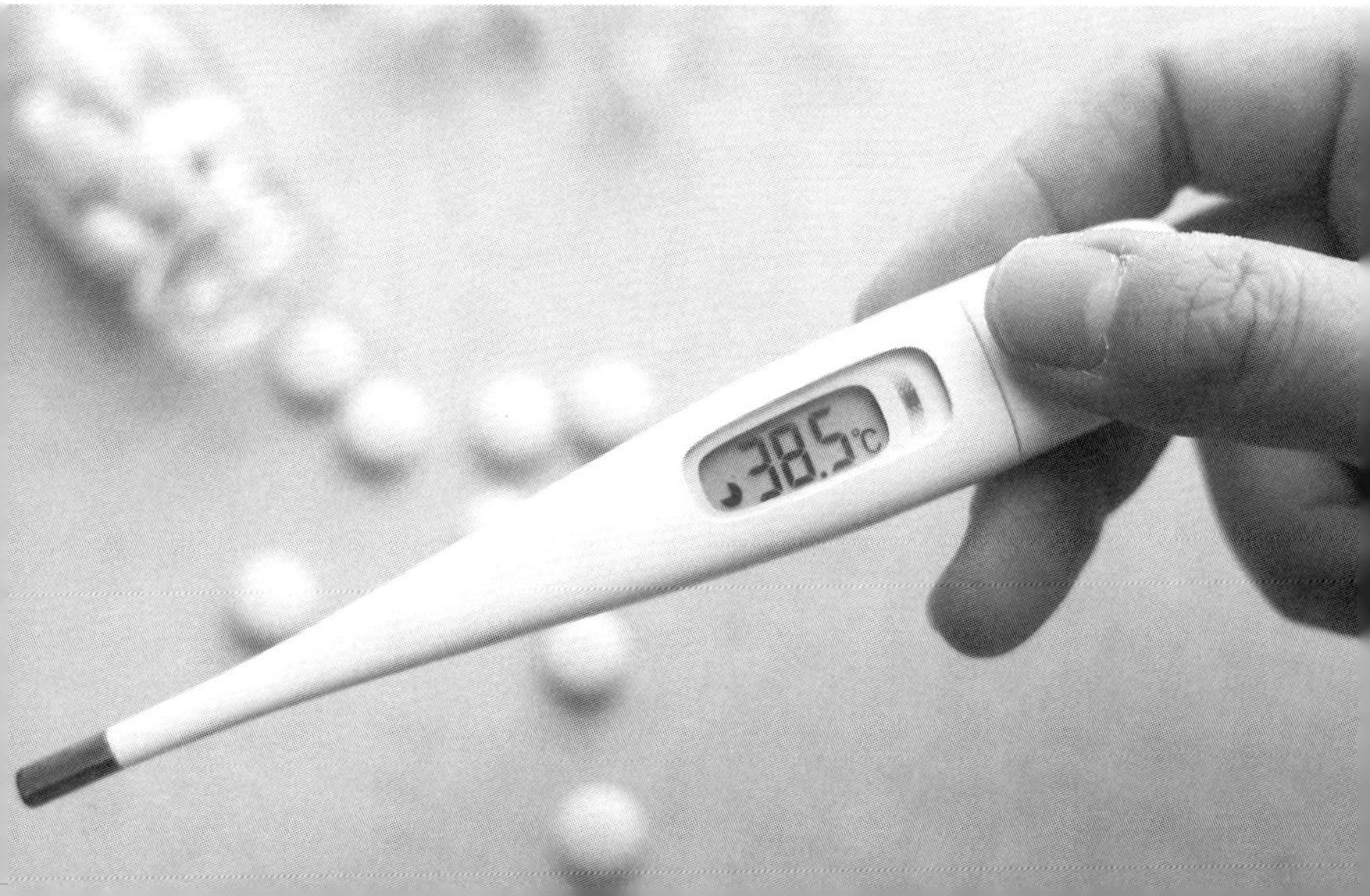

ただし汗は完全にほったらかしにすると、濡《ぬ》れたままの服を着続けて体が冷えすぎてしまうこともあるので、不快を覚えたら着替えましょう。

結論

▼体が寒いと感じるまでは、無理に温かくしない
▼悪寒が走ったら、積極的に温めて体温上昇を助ける
▼体が汗をかいて熱を下げようとしている時には、無理やり体を冷やさない。あくまで発汗を助けるために、水分を補給してきっちり汗をかく
▼服は濡れすぎないようにするために、時々着替える

File.21

がんは遺伝だから対策がない、は間違い

「日本はがんが増えている」とマスコミは報じているけれど……

2018年に世界で新たにがんに罹患した人の数はなんと1810万人、がんにより死亡した人は約960万人と推計されています。これは、WHOのがん研究専門組織である国際がん研究機関（IARC）が世界185カ国に対して行なった、がんの発症や死亡についての統計調査によるものです。確かにこれを見ると、世界中でがんは増えている、そんな気になってきませんか？

さらに、最近一部のWebサイトでは「世界中の先進国でがんの死亡者は減っているのに、日本だけすごい勢いで増えています。日本のがん治療は間違っている。皆さん医学を信じてはいけません」といった論調のニュースや記事も割と見かけるようになりました。

では一体、何が真実なのでしょうか。まず現状、国立がん研究センターのがん統計による発表データを見てみましょう(1)。

■2019年に新たに診断されたがんは99万9075例(男性56万6460例、女性43万2607例)※性別不詳があるため、男女の合計が総数と一致しない

■2021年にがんで死亡した人は38万1505人(男性22万2467人、女性15万9038人)

■2009〜2011年にがんと診断された人の5年相対生存率は男女計で64・1%(男性62・0%、女性66・9%)

■日本人が一生のうちにがんと診断される確率は(2019年データに基づく)男性65・5%、女性51・2%(どちらも2人に1人)

■日本人ががんで死亡する確率は(2021年のデータに基づく)男性26・2%(4人に1人)、女性17・7%(約6人に1人)

どうでしょうか。思ったよりも多いですか? 少ないですか?

がんによる〝死亡者の数〟と〝死亡率〟を区別する

さらに、同様に**国立がん研究センターのデータからですが、1993年からこの30年の間に、全てのがんにおいて5年生存率は改善傾向にあります**（1）。

ということは最初に述べたような「日本のがん治療は世界に比べてレベルが低く、間違っているから信じてはいけない」という論調は気にしなくてもよさそうです。でも生存率は上がっているのに、治療は進歩しているのに、なぜがんによる死亡者数が増えているのでしょう。これには**日本の超高齢化が大きくかかわってきている**のです。

そもそもがんは、人体の細胞内の遺伝子が複製されるたびに徐々に傷がついていき、それが蓄積されることで起こります。ゆえに**長く生きれば生きるほどがんが発生する確率が上がってゆくのは自然なこと**なのです。実際にがん発生率は、小児では非常に低く40代以降に急激に上がっていきます。若い人と高齢者では、数字上では何千倍も発生率に違いがあるくらいです。

ということは、がんでの死亡率を比較する時には、この年齢による影響を考慮する必要がありますよね。子どもばかりの集団のがんの発生率と、高齢者ばかりの集団のがんの発生率を比較しても全く意味はありません。

そしてこの調整をした場合には、日本のがん死亡率はどんどん低下しています。**がん死亡者の数は増加しているが、年齢調整した場合の死亡率は低下している**のです。

95%以上がワクチンで予防できるがん

ヒトパピローマウイルス（ＨＰＶ）は、性的接触のある女性であれば約80%が生涯で一度は感染するとされている一般的なウイルスです。ほとんどの場合は感染後も自然に体内からウイルスは排除されますが、排除されずに年単位での長期間感染が続くと、子宮頸《しきゅうけい》がんをはじめ、肛門がん、膣《ちつ》がんなどのがんや、尖圭《せんけい》コンジローマなど、多くの病気の発生に関係してきます。

近年では、**若い女性の子宮頸がん罹患が増えており、95%以上はＨＰＶ感染が原因**であると言われています。

さらにこのＨＰＶの中でＨＰＶ16型とＨＰＶ18型が、特にがんになりやすいとされ、これらは**HPVワクチンによって予防することができる**のです。HPVワクチンの接種は全世界的に進んでおり、世界各国での子宮頸がんによる死亡者数は減少傾向になってきています。

結論

- ▼がん家系だからと諦めてはいけない
- ▼ワクチンなどで予防できるがんもある
- ▼年齢が上がるほどがんにはかかりやすくなる
- ▼日本のがん死亡〝率〟は減っている

File.22

休肝日を設ける程度では、肝臓は休まらない

肝臓は500種以上の仕事をこなしている

日本でも世界中でも、お酒の席のつき合いは思っているよりも多いものですよね。「カンパーイ！」と言って飲むビールは美味しいし楽しい。糖質や脂質たっぷりのおつまみも、健康にはよくないと知っていてもやっぱり箸が止まらない。

さらにはコロナ禍によるステイホームの影響もあって、家飲みの習慣も新たなスタイルとして定着しました。ただ気をつけたいのは、飲みすぎてしまうこと。家にちゃんと帰るために終電の時間や酔っ払い具合を気にしなくていい分、**実は外で飲んでいる場合よりも、たくさん飲んでしまっているというデータも出ている**くらいです。

では一体どんな飲み方が、身体への負担が少ない上に楽しめるのでしょうか。休肝日って

よく聞きますが、実際どんな効果があるのでしょうか。

そこでまずは、肝臓が一体どんな仕事をしているのかを知る必要があります。

肝臓というのは、人間の右脇腹のあたりに存在するとても大きな臓器です。心臓や胃よりも存在感はないかもしれませんが、**500種以上の仕事をこなすともいわれる超働き者。その中でも主な仕事と言われているのが、次の3つ。**

【1】代謝
【2】解毒作用
【3】胆汁の生成・分泌

1つひとつ見てみましょう。

【1】代謝

我々はまずエネルギーを、食べ物から得ます。食べ物は口の中で細かくなり、食道を通って胃に進み、胃液で溶かされたりして分解され、腸で食べ物の栄養素が吸収されます。でも、栄養素を単に吸収しただけでは、なかなか使えません。

そこで肝臓が、体内で利用しやすい形へと、栄養素を変換して貯蔵します。

そして必要な時にはそれに応じて、溜めていた分の栄養素を分解してエネルギーなどを作り出します。やっかいなのは、人間が生きていく分に必要なもの以上の物質（過剰に摂った糖質、脂質、アルコールなど）を摂取しても、肝臓は「いつか必要になるかもしれないから、取っておかなければ！」と律儀に考えてくれるので、例えば余分なエネルギーも蓄積してしまい、脂肪肝となり、肝臓機能を低下させる原因にもなります。

肝臓で分解された物質は血液をめぐり、全身の器官などに送り出されます。栄養素を体が利用しやすい形に分解・合成します。この働きを代謝と呼び、何らかの病気で肝臓の機能が低下すると代

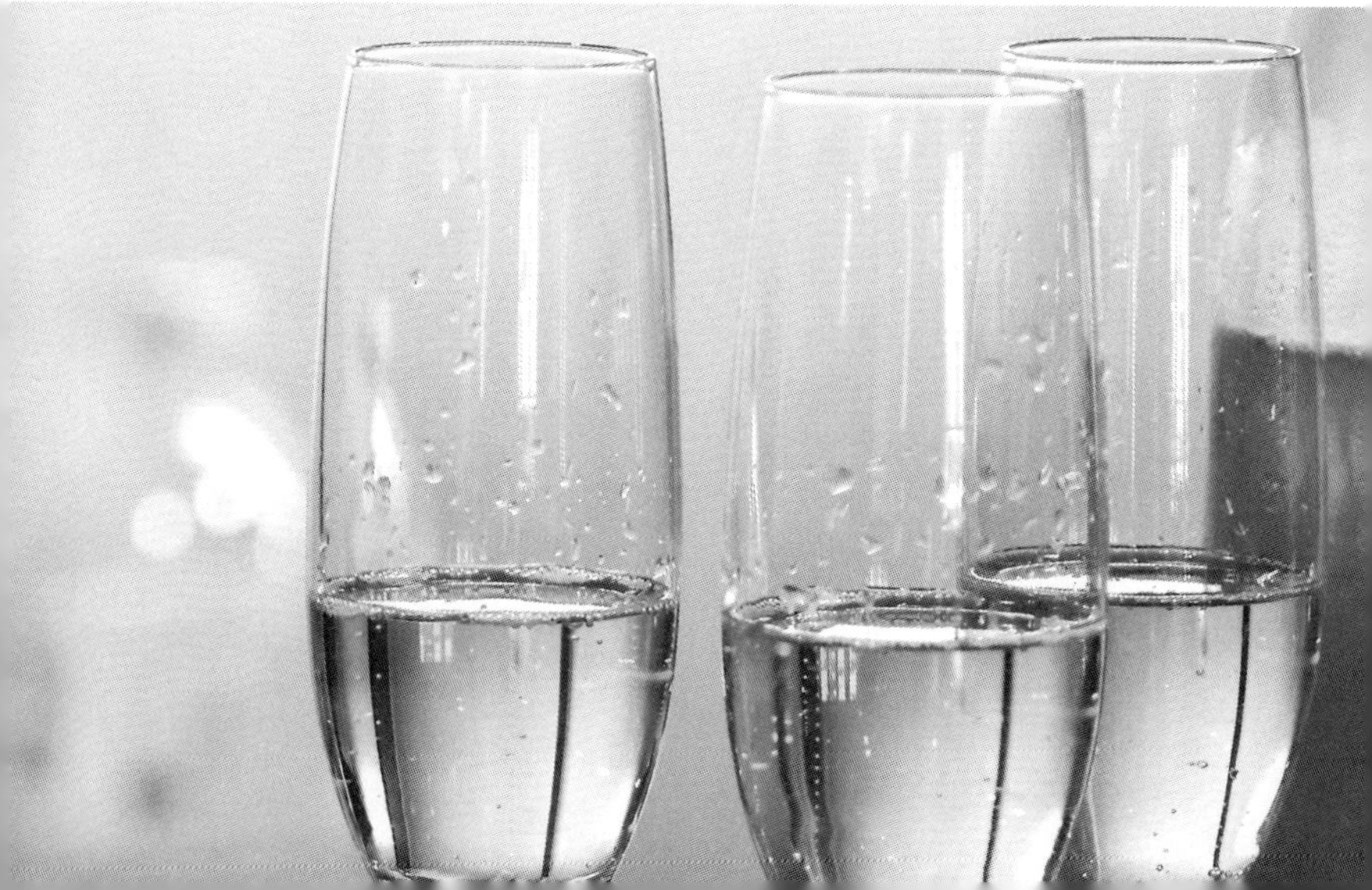

謝も低下します。そうすると食事をしても、必要なエネルギーや物質に分解されにくくなり、代謝異常が起こってくるのです。

【2】解毒作用

体内で有害と判断された物質は、何らかの形で体外に排出しなければなりません。でもその前に、体内に居座る間は解毒をしてなるべく害を減らしたいのですが、この解毒作用の主な部分を肝臓が担当します（腎臓が担当することもありますが）。

肝臓は私たちが摂取した有害物質（アルコールや薬剤など）や代謝の際に生じた体に有害な物質を、毒性の低い物質に変換して、尿や胆汁中に排泄できる形にするという役割（解毒作用）を持っています。

ただし、有害物質があまりにも多いと、この肝臓の解毒作用が追いつかず、肝臓に大きな負担をかけることになってしまいます。

【3】胆汁の生成・分泌

胆汁というのは、右脇腹にある肝臓の真ん中あたりにくっついている、小さい巾着のような胆嚢《たんのう》と呼ばれる袋から分泌される液体のことです。

この胆汁は肝臓の中で常に分泌されている物質で、主に脂肪の乳化とタンパク質を分解しやすくする働きがあり、これにより脂肪は腸から吸収されやすくなります。

また、コレステロールを体の外に排出する際にも必要となってきます。

アルコールの強さは遺伝で大きく決まる

いかがでしょうか、実はこんなにたくさんの仕事を、肝臓は黙々と行なっているのです。

ということはもしかして**「休肝日」、つまり肝臓を休ませてあげるためには、アルコールだけを送り込まないようにすれば済むってものではない**、と思い始めませんか?

実際に肝臓は、食事を適度にバランスよく摂っているような状況であれば、それほど常にフル稼働しているという状況にはなりません。ただし暴飲暴食をすると、肝臓が通常の生活を送る上で働かなければいけない仕事量があるのに、糖質やアルコールを大量に送り込むことにより、残業や重労働をさせてしまうことになるというイメージですね。

では、体質的なアルコールへの強さ・弱さは、肝臓の仕事量に影響はあるのでしょうか。

体の中に入ったアルコールは20％が胃から、残りの80％が小腸で吸収されたのちに、血流に乗って肝臓に運ばれて分解されます。この分解の過程で「アルコール（エタノール）↓アセトアルデヒド↓酢酸」と姿を変えて、最終的に炭酸ガスと水になります。

体内にアルコールがたくさんある状態がいわゆる「酔っ払い」の明るく楽しい状態。逆にアセトアルデヒドが体内にたくさんある状態が、頭が痛かったり気持ちが悪かったりする「悪酔い」の状態だと思ってもらえればわかりやすいと思います。

ですから悪酔いしている＝具合の悪い状態を早く抜け出すには、この「アセトアルデヒト↓酢酸」の行程を速やかに通過する必要があります。

この「↓」の部分で働く**代謝酵素のパワーによって、お酒の強い・弱いが決まります。実はこの体質は遺伝で大きく決まってくるので、家族が飲めない人ばかりであったり、家族全員酒豪であったりといった差が生まれるのです。**

お酒は1日にどれくらいまで飲んでも平気か？

これまでの医学研究から、どのくらいの量をどの期間飲み続けると、肝臓に障害が発生してくるかの、およその目安がわかってきています。

「日本酒3合を、毎日5年間飲み続ける」、これが「アルコール性肝障害」と呼ばれるお酒で肝臓が悪くなる状態を作り出してしまう量だと言われています(1)。

純アルコール換算すると、1日におよそ23gに相当します。他のお酒であれば、1日に、

- **ビール：大ビン1本（633㎖）**
- **ウイスキー：ダブル1杯（60㎖）**
- **焼酎（25度）：0・6合（110㎖）**
- **ワイン（赤・白）：ワイングラス2杯（200㎖）**

程度と言われています。

肝臓はアルコールを代謝する以外にも、たくさんの仕事をしています。暴飲暴食で肝臓に

残業させることなく過ごすためには、暴飲暴食の日を続けて時々お休みの日をあげることを意識するよりも、常に過重労働をさせないように、肝臓にホワイトな職場環境を提供できるように意識することが大切です。

結論

▼肝臓のお仕事は500種以上。アルコール分解以外にもやることが膨大にあるので、休肝日を設けるだけでは完全には休まらない

▼アルコールが弱いのは遺伝で決まる。家系的に弱い人はさらに注意

▼平均的な日本人であれば、アルコールは1日に23g未満で済むようにとどめる

File.23

太陽光で目が悪くなる、は過去の話。近視の防止に太陽光が有効であることが判明

近視は治らない。防ぐか進行を遅らせるかである

「日光（太陽光）はとにかく美容によくないから浴びないことにしているの」と、頭には大きなツバつきの帽子、目にはサングラス、両腕にはガッツリのアームカバーという完全防備で、外歩きに出かける若い女性たちをよく見かけます。紫外線による皮膚がんのリスクについての研究が進んだことにより、無駄に日焼けをする人たちが少なくなった反面、過剰なまでの紫外線ブロックを行なっている様子も多々見受けます。

実は最近、近視の予防に太陽光が重要な働きを担っている可能性が示唆され始めました。

近視と太陽光、一見関連がなさそうな2つの関係性、その詳細に迫ります。

日本をはじめとした世界各国で、若年層の近視人口はすごい勢いで増加の一途を辿っており、世界的にも近視対策は喫緊《きっきん》の課題となっています。

遺伝的素因など排除できない要因もありますが、タブレットやスマートフォンなどの普及により、デジタル端末の使用時間が加速度的に増えていることも、無視できない原因なのではないかと言われています。

さらに**子どもは大人に比べて腕が短いために、同じタブレット端末を使っていてもブルーライトを近くで見ることになるため、より注意が必要だと考えられています。**

実際のところ現状ではまだ**近視そのものに対する治療薬はなく、いかに近視にならないようにするかの「予防」および、近視になってからもそれの進行を「いかに抑制」するかが鍵となります。**

1日2時間以上日光を浴びると近視が抑制できる

ところがここ数年で実は、とても面白い研究結果が明らかになり、世界各国で続々とこの対策に乗り出している報告が出ているので見てみましょう。

2007年に報告された米国の研究で、**外遊びをしている人は近視になりづらい傾向があることが以前から明らかになっていました**（1）。しかしなぜ屋外で過ごすことが、近視の進行に対して抑制効果があるのかはわかっていませんでした。

その後様々な眼内レンズを使用した患者群などの中に、近視が進行するグループとあまり進行しないグループがあることが明らかになり、徐々に可視光線の中でも**「バイオレットライト」と呼ばれる波長の光線が、どうやら近視を抑制する効果がある**（2）ことがわかってきました。

具体的には**1000ルクス以上の明るさの光を1日に約2時間以上浴びることで、近視の進行を抑制することができる**というもので、**直射日光でなくても木漏れ日程度の明るさで十分効果がある**とのことです（3）。

これは実行も容易で、子どもたちにも外遊びのメリットが増えそうな、とってもいい研究結果ですね。

また米国眼科学会では**「20－20－20ルール」**[4][5]というのを採用しています。パソコンやスマートフォンなどのデジタル機器を20分見たら、20秒間、20フィート（約6メートル）遠くを見て休憩するというものです。

これもすぐに取り入れることができて、集中しすぎでどんどん画面に近づいてゆく子どもたちに、ふっと息継ぎをさせるいい機会になりそうです。すぐにでも日常に取り入れていけるとよいですね。

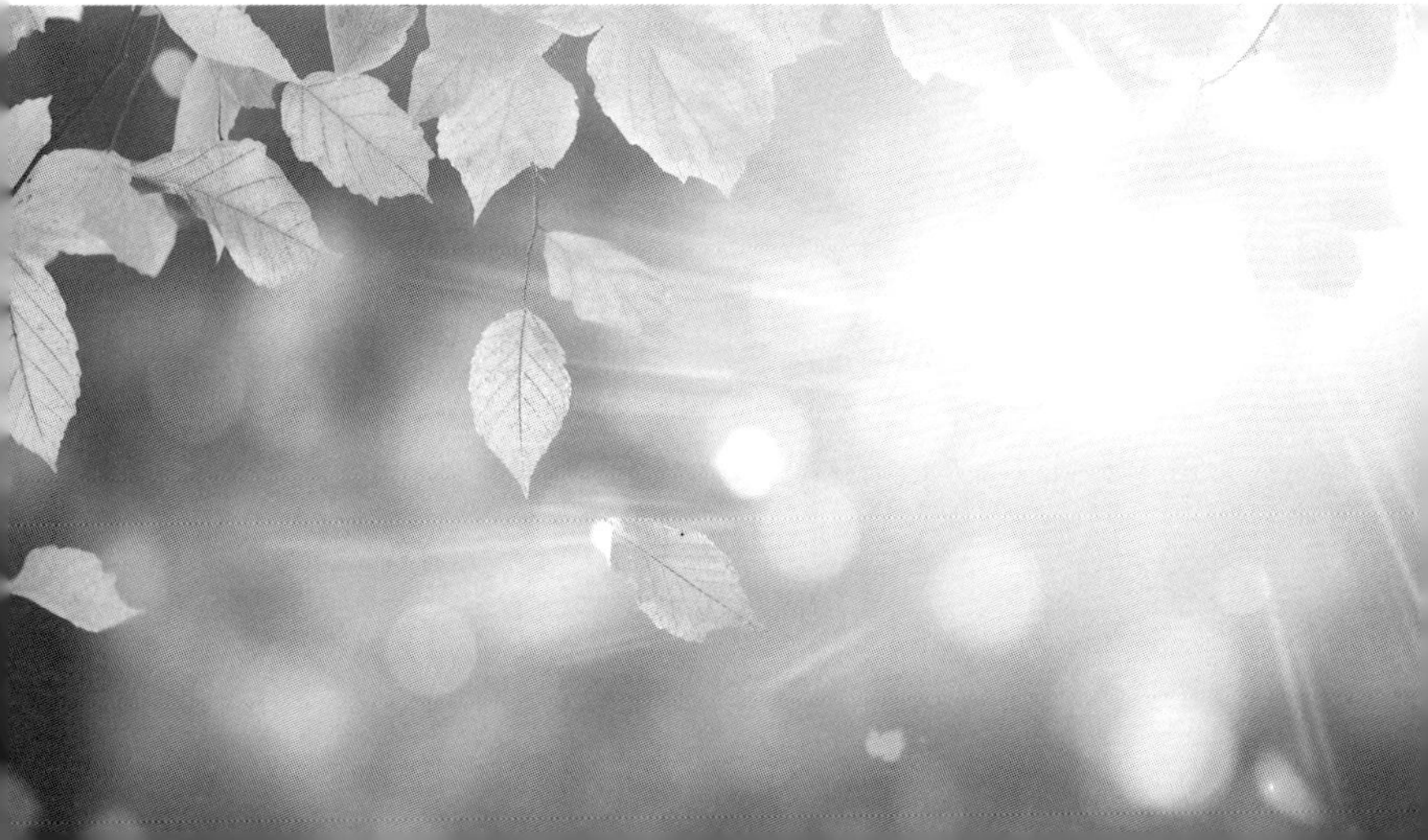

外遊びと、遠くを見る習慣を根づかせる

面白い政策を導入した国の例を紹介していきましょう。

自分自身や自分の子どもが1日2時間外に出るようにするというのはなかなかハードルが高いですが、国を挙げて学校主導で積極的に1日2時間以上の外遊びを取り入れてくれるのであれば、**子どもたちも楽しみながら体を鍛えつつ近視を予防することができ、一石三鳥**ですよね。

■シンガポール：国家近視予防プロジェクトとして、デジタルデバイスの使用制限の他に、2001年から外遊びの推奨を進めています。これによって実際に15年間で、小学生の近視の子どもの割合は35％から31％まで減少しています。

■中国：2018年に各自治体に対して近視予防プロジェクトを国家政策として施行し、子どもの外遊び時間の確保などがふんだんに盛り込まれた内容となっているそうです。例えば北京市では幼稚園児は1日2時間以上の、小学生は1日1時間以上の外遊びが義務づけられたそうで、期待できる内容となっています。

※日本：まだ一律の基準は制定されていないようです。

近視を予防するためのエビデンスがはっきりしているのは、長時間近くを見続けないことと、1日2時間以上の太陽光を浴びること、の2点。

この2つは意識するだけで少しずつでも取り入れることができると思いますので、各家庭で早速実行に移すようにしてみてはどうでしょうか。

結論

- ▼日光はとにかく目に悪い、は間違い
- ▼1000ルクス以上の明るさの光を1日に約2時間以上浴びると、近視が抑制できる
- ▼長時間近くを見ない。特にデジタル機器は「20－20－20ルール」などで、長時間使用を防ぐ

File.23

太陽光で目が悪くなる、は過去の話。近視の防止に太陽光が有効であることが判明

File.24

暗い所で本を読むと目が悪くなる、とは限らない

▼中学生以上の半分以上は視力が悪い

小さい頃によく「またそんな暗い所で本読んでると目が悪くなるわよ」と言われませんでしたか?

令和3（2021）年度版の学校保険統計調査[1]の結果、**裸眼視力1・0未満の者の割合は、年齢が高くなるにつれておおむね増える傾向にあり**、幼稚園では24・81％、小学校36・87％、中学校60・66％、高校70・81％。**中学校で初めて60％を超え**、過去最多となったというニュースも出ています。

ではこの、暗い所で本を読むと目が悪くなる、これって本当なのでしょうか。

人の目の中には、角膜《かくまく》、網膜《もうまく》、硝子《しょうし》体《たい》、水晶体《すいしょうたい》、虹彩《こうさい》、などなどの細かいパーツがたくさん入っています。そのどれか1つのパーツに支障が出ても、最終的に起こってくる現象は「ものが見えにくい」というものになります。目が悪い、や見えにくい、といった現象がどこのどの仕組みが原因で起こっているのかをまずは確認する必要があります。

一般的に言われる「目が悪くなるよ」、というのはおそらく「近視が進んでしまうよ」という意味なのだろうと思います。

図2．目の構造

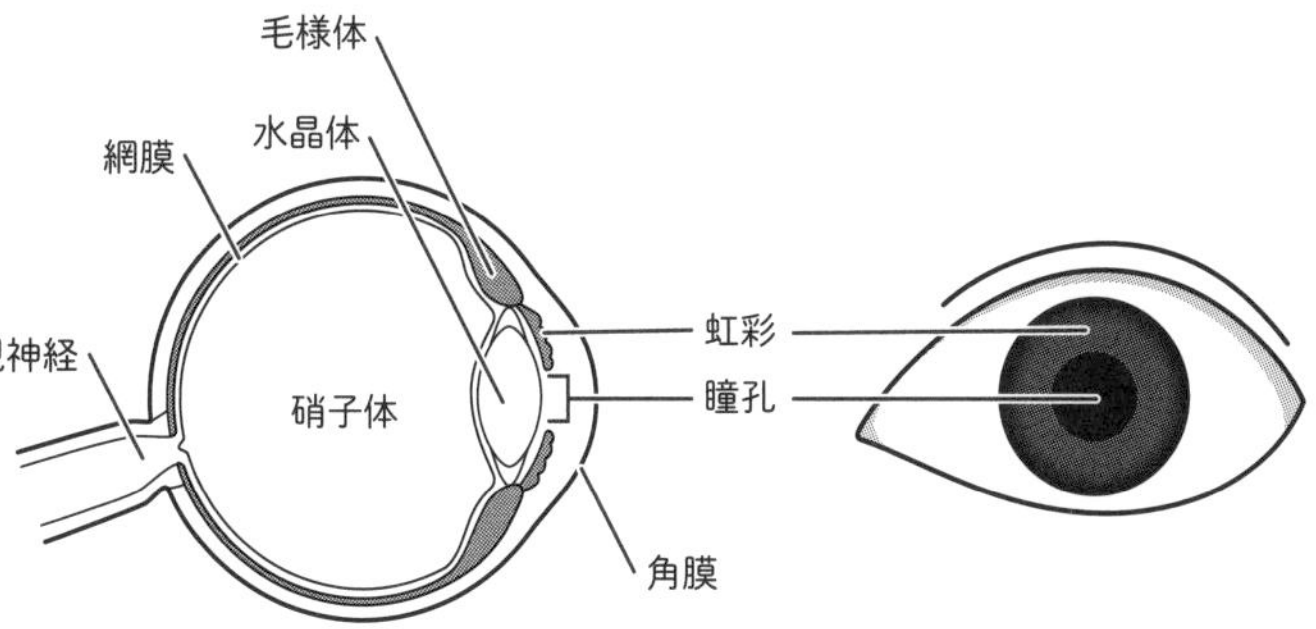

暗いかどうかよりも近いかどうか

近視というのは簡単に言うと、目の中に入ってきた映像を載せた光線が網膜（眼球の奥にあります）の手前で焦点が合ってしまう状態です。そうすると近くは見えるけれど、遠くが見えにくいという状態が起こります。

元々生物は、赤ちゃんサイズからどんどん体が大きくなるにつれて、誰しもがこの近視の状態に近づいていくのが普通です。どういうことかというと、身長が伸びて顔が大きくなるのと同時に、眼球や眼窩《がんか》（眼球が入っている頭骨前面の穴）も前後に伸びていくため、眼球の手前でピントを結ぶような屈折度数にじわじわと変化してゆくからです。

つまり**体の成長と一緒に、眼の焦点も近い位置に移動してくる**というわけです。

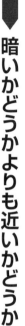

では**暗い所で本を読むと近視は進むか？　実はこれ、様々な研究からどうやら「NO」であることがわかっています。**

先ほども名前が挙がった虹彩という部分が、開いたり閉じたりすることで、目の中に入る光の量を調整しています。ですから、例えば屋外の太陽光がとても眩《まぶ》しい所で話している相手の目を見ると、瞳孔《どうこう》がものすごく小さな点のようになっていると思います。

逆に暗い室内だと瞳孔はかなり開いている状態になるので、瞳孔の黒目の部分がとても大きくなっているのが確認できると思います。

この瞳孔のサイズを調節しているのが、虹彩と呼ばれる部分です。明るいと絞り、暗いと開くというようにして、眼球内に入ってくる光の量をコントロールします。

ということは暗い所で本を読もうとすると、この虹彩が開いて、瞳孔を大きく開けて光を内部に取り入れようとします。

ただしこの時、暗い所で本を読もうとするとよく見えないので、必然的に本と目の距離は近くなりがちで、そうすると目は近いものに焦点を当てるために、眼球の筋肉が緊張状態を保つことになります。これが眼精疲労を招き、目がぼんやりした感じや疲れた感じを起こし、結果、近視に近い状態になっている、ということが起きているのだろうと推察されます。

またこれまでの研究結果から、**視力低下を引き起こす要因として重要なのは、環境要因と遺伝要因の2つ**だということがわかってきています。

遺伝要因はいかようにもし難いので、**せめて環境要因のほうは取り除くことができるようにしましょう。**

◆環境要因1：近くを見ている時間が長い

人の目は近くにあるものを見続けると、毛様体《もうようたい》という筋肉が緊張し凝り固まってしまいます。その結果目の筋力が衰えて、視力が低下してしまう（近視など）と言われています。

◆環境要因2：太陽光を浴びる時間が少ない

「太陽の光を十分に浴びる」ことで、近視の抑制効果が出るということが最近の研究でわかってきました。1000ルクス以上の光を1日約2時間浴びることが、近視を抑制するというもので、直射日光でなくとも、木陰の明るさ程度でもよいとされています。

米国眼科学会も進める「20－20－20ルール」という活動（p171にも説明あり）は、パソコンやタブレット端末、スマホなどのデジタル画面を20分見たら、20秒間20フィート（約6メートル）以上離れたものを見て休憩する、というもの。簡単に実践できるので、ぜひ日常生活に取り入れていきましょう。

結論

▼必ずしも、暗い所で本を読むこと自体が原因で目が悪くなるとは限らない
▼明るくても、近くで見ることが視力低下につながる
▼近くを見続けないようにする
▼日光を浴びる。暑い夏なら木陰でもよいので外に出る
▼「20－20－20ルール」を取り入れてみる

File.25

子どものアレルギーに対する見解がこの20年で二転三転してきたワケ

アレルギー反応は本来は防御反応

アレルギーって本当に厄介なものです。と言うのも、本来は身体を守るためにあるはずの「免疫機能」が一生懸命頑張ることによって引き起こされてしまうものであるから。

そもそもこの免疫機能は、人間の身体に外から細菌やウイルスが入らないように防御したり、既に感染してしまった際にはそれを体外に排除するように戦ったりするためのものなのです。また一度戦った敵（細菌やウイルスなど）はしっかり記憶して、また侵入を試みた場合には素早く防衛線を張ったり、戦うために必要な武器をいち早く体内に大量生産して揃えておいたり、と、日々人知れずものすごく頑張っています。

我々も、ちょっと古くなったものを食べたりして消化管（食道・胃・小腸・大腸）から敵を侵入させたり、ちょっと無茶をしてケガをしてその傷から敵を侵入させたり、さらには乾燥した空気の中でウイルスをしっかり喉の奥にくっつけて帰ってきたりしてしまうけれど、それでも免疫システムは黙って戦ってくれて、いつだって助けてもらっています。

アレルギーというのもまた、このお役立ちの免疫システムの働きによるもの。食べ物や花粉や金属、そういった**本来は人体には無害のはずのものに対して、過剰な反応を起こしてしまうことで起こるのが、アレルギー**です。

過剰に反応して戦ってしまう相手が花粉であれば花粉症となり、その花粉を外に出すために必死でくしゃみ、鼻水や涙を出して外に洗い流そうとします。

また小麦、そばやナッツなどの食べ物に食物アレルギーを引き起こす場合は、即時型アレルギーと呼ばれる強い反応を示し、呼吸困難などの命にかかわる事態を引き起こすこともあります。

アレルギーには大きく4種類がある

医学的にはアレルギーは、左記の4つの型（近年は5つの型とも言われていますが）に分類されることが多いです（1）。

◆Ⅰ型アレルギー：即時型アレルギー、アナフィラキシー型とも呼ばれ、皮膚《ひふ》反応としては15分から30分で最大に達する発赤《ほっせき》（皮膚が赤くなること）・膨疹《ぼうしん》（ヘルペス）を特徴とする即時型反応を示すのが特徴。代表的なものはアナフィラキシーショック、じんましん、アレルギー性気管支喘息《ぜんそく》など

◆Ⅱ型アレルギー：細胞障害型とも呼ばれ、細胞レベルでの抗原抗体反応により細胞障害を引き起こす。代表的なものは血液型不適合輸血などによる溶血反応などがこれに該当

◆Ⅲ型アレルギー：免疫複合体型とも呼ばれ、いわゆる免疫複合体（immune complex）に

よって組織障害を引き起こす。皮膚反応としてはおよそ3〜8時間で最大となる紅斑《こうはん》（淡紅色の吹き出物）・浮腫《ふしゅ》（むくみ）を特徴とする炎症反応を示すことが多い。代表的なものは自己免疫性疾患であるリウマチやSLEと呼ばれる疾患

◆**Ⅳ型アレルギー**：遅延型アレルギーとも呼ばれる。皮膚反応では、抗原皮内注射をした24〜72時間後に紅斑・硬結《こうけつ》（硬くなること）を特徴とする炎症反心を示すものを指す。代表的なものは臓器移植などによる拒否反応

ナッツはむしろ早くから口にしたほうがいい

子どもに食物アレルギーが多いことから、どうやら消化管の消化機能が未熟な乳幼児期にナッツや小麦を食べてしまうと発症してしまうのではないか？　あるいは、母親からの母乳や胎盤からアレルゲンになる物質が子どもの体に入ってしまうことで発症してしまうのではないか？　元々は、このような説がありました。

２０００年頃にはアメリカ小児学会は「妊娠中や授乳期の女性は、ナッツや卵などのアレ

ルギーになりやすい物質は避けることが望ましい。乳幼児も離乳食でこれらを与えるのは遅らせたほうがいい」という声明を出していました。そのため、日本でもこの頃の乳幼児への離乳食指導では、乳製品・ナッツ・卵などの開始は遅らせたほうがアレルギーのためにはよいと言われていました。

ですからこの頃に乳幼児を育てていた経験のある方は、きっとそのように習った覚えがあったり、周りの親戚や友人にもそのように指導を受けた人がいたよ、とお話しされることもあると思います。

しかし実はこの方針はその後変更されており、**現在は方針が異なっているため注意が必要**です。世界的に大きな方向転換が行なわれた代表的なケースだと言われています。

では一体、どのような経緯があったのでしょう。詳細はこうです。

2000年頃に食べないほうがいいという声明が出され、この頃の子どもたちはアレルギーの原因になりそうなナッツの使用は抑えられていたはずでした。なのに、ナッツアレルギーの子どもが一向に減らない、という現象が発生しました。

そして2003年に、世界的にとても権威のある医学研究を取り扱う雑誌『NEJM』に驚くべき研究結果が出たのです(2)。イギリスの子どもを対象とした研究で、「ピーナッツオイルを含む保湿剤を皮膚に塗っていた乳幼児のナッツアレルギーが、塗っていない子どもにくらべて高かった。そして母親の食事内容による差は出なかった」という研究でした。

もしかして原因は食べるものではなく、皮膚への直接的な接触なのではないだろうかという、現在の考え方へスライドする大きなきっかけになった研究でした。つまり肌荒れが発生した際に塗っていた保湿のためのピーナッツオイルが、肌荒れで皮膚バリア機能が低下している時に体内に入っていって、そこから異物として体内に入っている可能性が大きいのではないかと考えられ始めたのです。

さらにその後の研究で、ナッツを全く食べていない国の子どもたちと、よくナッツを口にして育つ国の子どもたちとでは、**ナッツを全く食べていない国の子どもたちのほうがナッツアレルギーの発症が多い**、ということがわかりました(3)。

他にもたくさんの研究が行われたのですが、これらの研究結果を踏まえてついに定説も動きました。例えば**重度の肌疾患などが見られる乳幼児には、早期からのナッツの経口摂取を推奨**するガイドラインなどが発表されるようになりました。

このように現在ではむしろ、口から入ったものより、皮膚から吸収したものがアレルギーに関与している可能性が高いかもしれないと考えられています。とはいえ、新しい研究がどんどん進んでいますから、今後の様々な研究結果からも目が離せません。

結論

▼乾燥やアトピー性皮膚炎などで皮膚に炎症がある場合には、皮膚のバリア機能が低下しているため、そこから侵入した異物が食物アレルギーを引き起こしていると考えられている

▼さらには逆に生後早期に食べ物として口から摂取することで、アレルギー反応を予防できる可能性も示唆されている

File.26

冷え性の人こそ分厚い靴下は危険

分厚い靴下は血流を悪くする

女性の多くが悩まされている「冷え性」、特に冬場に足先が冷える末端の冷え性、とっても辛いですよね。「外にいる時は足の指先が冷えるから、できるだけ分厚い靴下を履いておこう」「家に帰ったって、靴を抜いだらやっぱり冷たいから、そのまま分厚い靴下を履いていたい」。

その気持ち、うんうん、わかります。でもちょっと待って。その作戦、逆効果かもしれません。

そもそも足先が冷えるとはどういう現象が起こっているのか、まず解説しましょう。

最初に身体が「寒い」ということを認識します。すると身体は、体温をできる限り奪われないように働きます。そこで、体の表面から体温が逃げることを防ぐために、体表面にある血管を収縮させて、できるだけ熱が逃げないようにするという反応を示すのです。

体の表面の血管が収縮すると、それだけ**血流が悪くなる**ということが起こってきます。つまり体の表面から体温が逃げないようにすると、熱が逃げない。でも、その代わりに血管が細くなりますから、抹消へ流れてゆく血液の量自体が低下することになります。

本来この血管の収縮が起こっていなければ、温かい血液が十分に循環していくはずなのですが、「寒い」と認識すると、この血流自体が低下してしまい、ひいては足先などの末端が冷えてしまう、ということになってしまうのです。

では、それを解消して元に戻すためにはどうすればいいのかというと、この**血管を緩めて血流を取り戻すことで体温を体の隅々まで届けることが必要**です。

しかしながらここで**分厚い締めつけのきつい靴下を履いてしまうと、結局、血流が阻害されてしまい、温かい血流が十分に届かなくなってしまう**のです。ですから分厚い靴下を履いて、さらに暖かいモコモコの分厚い靴を履いてしまうと、二重の締めつけが発生してしまうことになり、本来体の内側から流れてゆくはずの温かい血液の流れが滞ってしまいます。

さらには、足裏は我々の想像以上に発汗量が多く、その汗が蒸発する際に冷えが発生してしまうということも起こります（ちなみに理科で習った「気化熱」とは、このように液体を気体にする際に使われる熱のこと）。

そこに分厚い通気性の悪い靴下と靴を履いていると、ここで発生した水蒸気が通気されず**湿った状態になってしまうため、いっそう冷えてしまう**といった原因にもなりかねず、むしろ逆効果になってしまうことも多いと考えられています。

家に着いたら靴下はまず脱ぐ

ではどうしたらいいのでしょう。まずは外から帰ったら、**靴を履いていた時に履いていた靴下は脱ぎましょう。**汗を吸って予想以上に湿っている可能性があるため、この後じわじわと冷えてしまうからです。

次に**足首を締めつけないタイプの靴下に履き替えましょう。**足首というのは、身体の中でも動脈がかなり体表近くを走っている部位の1つですから、血流を妨げないほうが抹消の足先に温かい血液が届きやすくなります。

また動脈は静脈よりも深い位置を通っているので、簡単には閉まりませんが、静脈は少しの圧迫で簡単に潰れてしまいますので、足のむくみなどの影響を与える可能性もあり、注意が必要です。

以上から具体的には、**「ふわふわしたタイプの締めつけない&温かい&通気性もよいレッグウォーマー」を使用するのがお勧め**です！

結論

▼通気性のよいレッグウォーマーを使い倒すべし

第5章

美容

File.27

かかとのカサカサは、角質を削り、保湿クリームを塗るだけでは治らない

かかとがカサカサしやすい全員に共通した2大原因

かかとのカサカサ、気になりますよね。ストッキングは引っかかるし、せっかくおしゃれなサンダルを履いても、何だかかかとの皮むけや白いのが気になっていまいちキマらない……。

このかかとのカサカサ、一体何が原因で、どう対処するのが最も有効なのでしょうか。保湿剤？　シートパック？　軽石で削る⁇　一緒に考えてみましょう。

まず、かかとがカサカサしてしまいやすい原因は一体何でしょう。

File.27

かかとのカサカサは、角質を削り、保湿クリームを塗るだけでは治らない

代表的な原因の1つ目は、角質《かくしつ》の剥《は》がれ落ちがうまくいっていないこと。通常であれば皮膚は、その下の内部で新しい皮膚が作られているために、古くなって必要なくなった角質は、自然と剥がれ落ちてゆき、その下からまた新しい角質が押し上げられて入れ替わってゆくことでターンオーバー（生まれ変わり）が行なわれてゆきます。

しかし、乾燥や加齢などが原因でターンオーバーがうまくいかないと、古い角質が剥がれ落ちないで蓄積されてしまうのです。これが角質肥厚《ひこう》と呼ばれる分厚い角質がある状態のことです。このように角質が分厚くなってしまうと、本来は剥がれ落ちるべき角質に邪魔されて**必要な角質に水分が行き渡らなくなり、ひび割れを起こしてしまう**場合もあるのです。

さらにかかとは、体の全体重を支えており、靴が長時間接している場所でもあります。つまり、**体重による加重と靴の摩擦による刺激を日常的に受けているためダメージを受けやすく、それにより生じた傷によってターンオーバーがうまくいかず、角質が分厚くなってしまいやすい性質が元々あるのです。**

かかとがカサカサになる原因の2つ目は、**かかとには他の部位に比べて皮脂腺が少ない**ということが挙げられます。

皮脂腺とは、皮脂を分泌する器官です。分泌された皮脂は汗と混ざり合うことで、水分の蒸散を防ぐ皮脂膜を作る役割を果たしています。しかしかかとは、**水分を守る皮脂膜をつくる能力が低いために、角層の水分が不足し、ひび割れを起こしやすい**と考えられています。

さらに中には、角質増殖型に分類される白癬《はくせん》（皮膚糸状菌というカビの皮膚への寄生による感染症）になっていることも稀にありますので、注意が必要です。

カサカサを防ぐ正しい対応策

カサカサになる主な原因を挙げました。ここからは、それぞれの原因を起こしてしまう生活習慣と、その習慣を解消する方法を提案して行きますね。

【1】摩擦や乾燥を起こしやすい習慣➡裸足で過ごすこと、サンダルでパタパタ刺激を与えることを避ける

前述したようにかかとは全体重を支えているので、常に相当な刺激を受けています。その刺激に耐えるために、他の部位よりも強い角質を作り、細胞にかかる圧を和らげています。

しかしヒールの靴、足のサイズに合わない靴、サンダルなどパカパカするような靴で歩くと、足裏への衝撃や圧力がよりかかってしまうことになり、これによってさらに角質が厚くなるという悪循環が起きてしまいます。

夏場になると、家の中では裸足、外では裸足にサンダルで出かけることも多いでしょう。でもその行為自体はかかとには酷な環境なのです。裸足の室内では冷房によって、足が冷やされ血流も悪くなり、乾燥もしやすくなります。

もしかかとのカサカサが気になっているようであれば、**家の中では保湿力のあるソックスを履き、外出ではクッション性のある靴底のスニーカーを履く**といいでしょう。

【2】角質が厚くなりやすい習慣⬇ヤスリでゴリゴリと毎日削るのをやめる

分厚くなってきたり、ひび割れが起きたりしてしまうと、一気に角質を落とそうとヤスリでゴリゴリと削りたくなってしまいがち。

でもあまり削ってしまうと、不要な角質の下に隠れている必要な角質まで勢い余って削ってしまうことがあり、それによって必要な皮膚が薄くなって傷がついてしまうことがあるのです。そして傷ついた皮膚は、自らを守るためにさらに角質を溜めようとする方向に働いてしまいます。カサカサの手入れをしたいと思っているのに、さらにカサカサしやすい体質を作ってしまうという、何とも矛盾した結果を招いてしまいます。

かかとの角質ケアには、皮膚用ヤスリで角質を削りとる方法の他に、**角質軟化剤などで柔らかくする方法があります。**これらを上手に組み合わせて、必要な角質に傷をつけてしまわないように気をつけましょう。

【3】保湿が不十分になる習慣➡やたらと保湿クリームを塗るのをやめる

前述したようにかかとには、乾燥を防ぐために必要な皮脂を分泌するための機能がほとんどありません。そのために、例えば乾燥を和らげるためにお風呂に浸かれば、その古い固くなった角質は水分を吸って柔らかくなりますが、入浴後にその表面に油分で蓋《ふた》をしてあげないと、せっかく入った水分はすぐに蒸発してしまいます。外から潤いケアをしてあげないと、乾燥がすぐに進むのです。

ただし、**乾燥しているのだから保湿クリームをたっぷり塗ればいいのだろうとも思われがちですが、本来剥がれ落ちてほしい角質までも残してしまう結果につながることもある**ので要注意です。

以上から、必要のない余分な角質を適度に取り除いた上で、水分で保湿し、油分で蓋をする。そして先に述べたような、かかとのカサカサを助長するような生活習慣を避けるのがベスト。

地道な活動にはなりますが、これが遠回りのようで最短ルートになるでしょう。

結論

▼家の中では保湿力のある靴下を履き、外ではクッション性のある靴を履く

▼適度に角質を取り除いた上で、入浴などで水分を吸収し、その後保湿クリームを塗って蓋をすることで保湿する

File.28

美顔器やローラーを使うことで、たるみやシワをかえって助長してしまう危険性アリ

たるみやシワを引き起こす3大原因

年齢とともに気になってくるのが、シワやたるみといったお肌の悩み。何だか全体的にパーツが下がってきた気がするし、目尻やほうれい線のシワも気になるし、目の下の脂肪も何だかぷっくり。どれも気になり始めると、もういてもたってもいられないけれど、何からやったらいいかわからないから、とりあえず安価でお手軽で家でもできるといったところで、ローラーをころころ転がすタイプの美顔マッサージ器を手に取る方も多いのではないでしょうか。

この、ころころタイプの美顔小顔ローラーマッサージ器。ありとあらゆる形状、素材、価格帯があって、どれがいいのか、何をしたらいいのか悩みませんか。

美顔器を買われる方もいらっしゃるでしょう。これも値段がピンキリで、20万円近くする高価なモデルもあります。

そもそも、たるみってなんだろう、どうしたらいいのだろう？　効果的な使用法や避けたほうがいい使い方について、一緒に考えてゆきましょう。

まず、**たるみやシワの原因となっているのは、主に次の3つ**です。

【原因1】皮膚の下にある脂肪層の脂肪量が、年齢とともに減少する

赤ちゃんの顔はまん丸でパンパンですよね。思春期から青年期にかけて少しずつ顔がすっきりしてきますが、まだ皮膚の下の脂肪は満たされています。これが年齢とともに少しずつ減っていきます。つまり、脂肪層の上に元々ピンと張っていた皮膚が、脂肪の量が落ちることで余ってきてしまうのです。これが、たるみをもたらす1つ目の原因となります。

【原因2】皮膚そのものが、体重の増減やむくみなどで伸びたり縮んだりを繰り返すことで、伸び切ってしまう

皮膚の下には、皮下組織や結合組織と呼ばれる成分があります。体重の増減やむくみや加齢で結合組織が次第に緩んでくると、そこにある脂肪が段々と重力に負けて下方に流れてきます。それに引っ張られる形でたるみやシワが発生することが2つ目の原因です。

【原因3】顔の皮膚の下には結合組織や皮下組織の他にも、顔面を動かすための小さくて細い筋肉がたくさん走っている

これらの筋肉を取り囲む組織や筋組織自体も、年齢を重ねることで少しずつ緩んできたり、伸びてきたりします。

ローラーや美顔器は向きが超大事

ではそのたるみが生じた場合には、実際にどのように変化が起こってくるのでしょうか。
まず最初に、たるみは皮膚を構成する各層の老化から始まってきます。皮膚の深層にある脂肪層では、元来は脂肪がその位置から下に下がらないように、繊維から成る結合組織によってあるべき場所に固定されています。

しかしながら、**加齢によって脂肪組織やそれを固定していた繊維組織が衰えてくると、重力に耐えきれなくなった脂肪が徐々に下のほうに流れて移動してきます。**

たるみの初期はまず、こめかみの脂肪が目元に向かって下垂してきます。次に頬《ほお》、フェイスライン（顔の輪郭《りんかく》。頬や耳下の付近からあごの下）へと、上から下へと各部位でたるみが進んできます。

こめかみから下に流れた脂肪は目元のたるみに、頬から下に流れた脂肪は口元に溜まりほうれい線に、顔の下部に集まった脂肪は、フェイスラインやあご下のたるみへと姿を変えてきます。

最終的なたるみの発生は、前述したような3つの原因となる真皮層や筋肉層など各層が関係していますが、**たるみ部分の正体は本来の位置から下方に流れてしまった「脂肪」**なのです。

では、この年齢とともに下方に流れてきてしまった脂肪に引っ張られて、たるんでしまったシワやたるみ、一体どうするのが効果的でしょう。

有効だと思われているローラーのかけ方を紹介します。次のそれぞれで、50回程度を目安にローラーを転がすのがお勧めだと言われています。

■口元から耳へ向かって斜め上に転がすイメージで、頬をリフトアップさせる

■目元から耳のほうへ向かって横に転がす

■眉間から髪の生え際に向かって上へ転がす

これらの動きは、先ほど述べた脂肪組織が下に流れてきてしまったほうの逆に向かって進むイメージです。脂肪というのは皮下では小さな粒々の集合体となっているので、元の位置に戻してあげられれば、たるみも多少は改善する可能性があります。

たるみの原因は表皮そのものの問題というよりは、その下の脂肪組織や結合組織の問題であることのほうが多いのです。

向きや場所をよく考えないでいい加減に使ってしまうと、脂肪組織や結合組織や皮膚を間違ったほうへ刺激してしまうので要注意です。

それと**気をつけなくてはいけないのは、皮膚自体が乾燥していて弾力を失ってしまってい**

る場合。この場合は強い力でぐいぐいとローラーをかけることで、乾燥している皮膚にさらにダメージを与えてしまうことになりかねません。**しっかりと保湿をして、肌が本来持つ弾力を取り戻すことが先決**です。

結論

▼**ローラーや美顔器は、正しい使い方を守る。脂肪が落ちてきたのと逆の向きへ力を加えていく**

▼**皮膚が乾燥している場合は、保湿するのが先決**

第6章

メンタル

File.29

ストレスって気の持ちようでは決まらない。ストレスの定義は科学的にきちんと存在する

身体が必要とする以上にホルモンが過剰分泌される状態

ストレスが体に悪いということは、毎日と言っても大げさではないくらい見聞きしますよね。

ではストレスって、そもそも何なのでしょうか。嫌なことがあった時、心に何となくストレスがかかったような気がします。

ということは、よいことばかりだったらストレスはかからないのでしょうか。どんなものがストレスと定義されていて、どういう作用があるのか、ここから先で調べて

行きましょう。

人間の悩みは基本的には「人間関係」「お金」「健康美容」「将来」のどれかに分類されるのだそうです。このどれもが悩みとして人にのしかかり、これによってストレスを感じます。そしてストレスがかかると気分が晴れなくて辛いだけでなく、どうやら身体自体にも悪い影響を与え、健康被害が出ることが多いと聞きますよね。

ではそもそもストレスって何でしょうか。医学の世界で、心にかかる負担や悩みによるプレッシャー（重圧）が、体や心に起こす変化を、ストレス反応と呼ぶようになったのは1930年頃のことです。

このストレス反応を主に起こすのは、普段知らず知らずに我々の体を制御している「自律神経」の中の1つである「交感神経」と呼ばれるものです。

この交感神経は基本的に動物がハンティングに向かう時や、外敵に襲われて戦闘体勢に入っている時に使う自律神経のモードです。ですからこの交感神経が優位な状態の時に人は、心拍数が上昇し、呼吸数も上昇し、瞳孔も開いて光をたくさん取り入れて、血糖値も上げて、というようにエンジン全開の状態になっています。

しかし現代社会においては、人間は基本的に命の危険を感じるような外敵にばったり出会うこともほとんどありませんし、エンジン全開ですぐに戦闘態勢に入って戦わないといけないようなことも日常生活では皆無です。

そうなることで、現代社会では人間関係やお金の悩み、将来や健康への不安によってこの交感神経が優位になることが多くなってきました。これらの悩みは野生動物の世界に比べればほとんど命への危険はないので、そこまで頑張る必要は本来ないのですが。

このようにして**交感神経優位となって分泌されたホルモン、いわゆるアドレナリンやノルアドレナリンと呼ばれる物質が、身体反応に必要という**

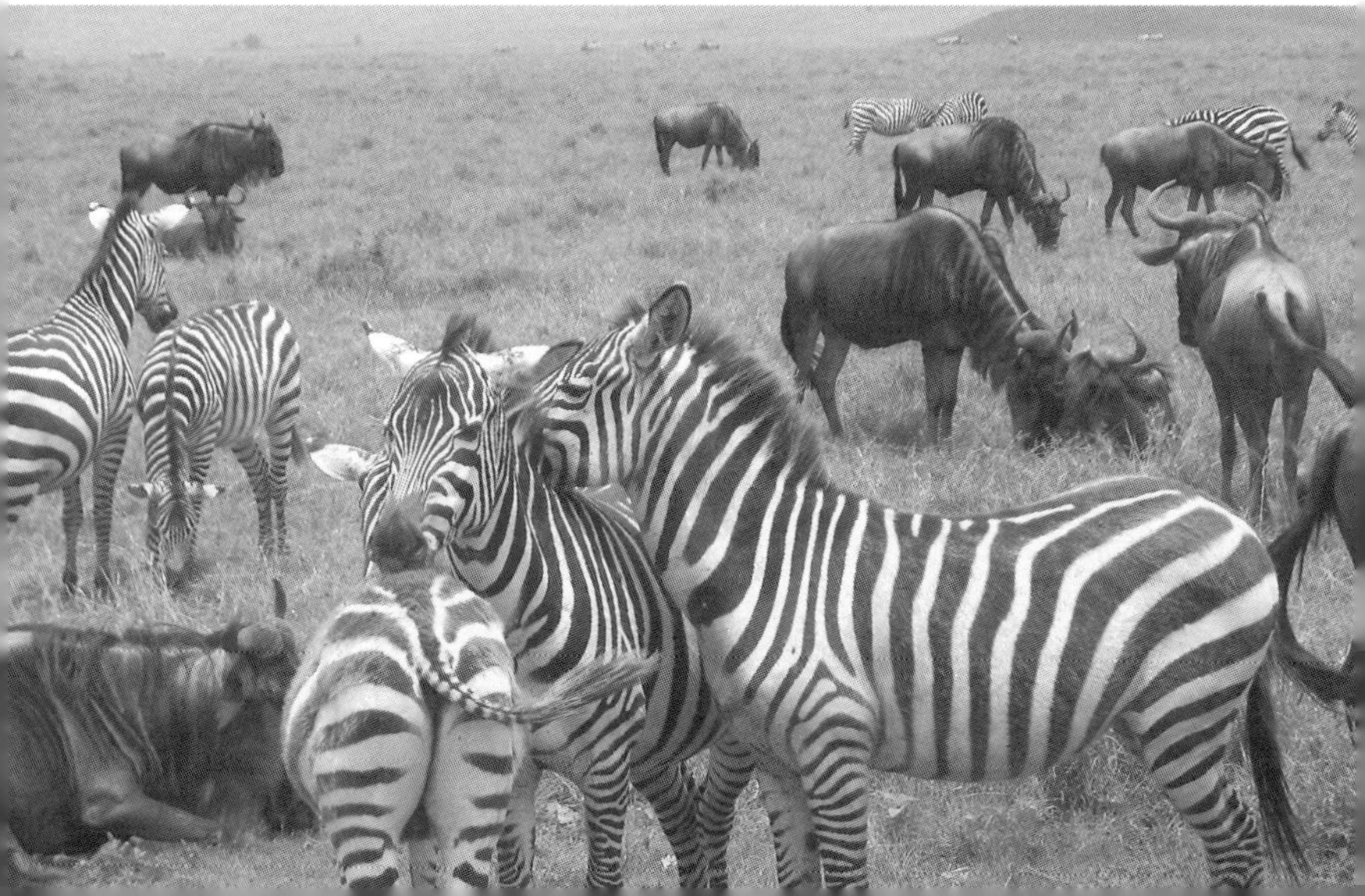

わけではないにもかかわらず大量に分泌されることで、それを受け取った肉体側に様々な影響を及ぼしてしまう。これがストレスが体に不調を起こすメカニズムとなります。

血管系疾患はストレスで増えてしまう

ストレスによって起こる身体症状には、主に胃潰瘍《いかいよう》や十二指腸潰瘍、過敏性腸症候群（慢性的に腹部の膨張感や腹痛を訴えたり、下痢や便秘などの便通の異常を感じる症候群）、うつ病など多岐にわたります。

これらの疾患がストレスによって引き起こされることは何となく想像がつきますが、実は最近の研究ではストレスのせいで発症率が高まる疾患として、**心筋梗塞や脳梗塞といった血管系疾患も含まれる**ことがわかってきたのです。

２０１５年に発表されたメタ解析⑴では、ストレスを感じていると答えたグループでは、そうでないと答えたグループに対して33％脳卒中のリスクが高いことがわかりました。

また同様に２００２年に報告された日本国内でのコホート研究などによると、**ストレスが高いことを自覚しているグループはそうでないグループと比較して、女性では血管系疾患の**

ストレスって気の持ちようでは決まらない。ストレスの定義は科学的にきちんと存在する

発症リスクが1・5倍、さらにはそれによる死亡率は約2倍高くなることが報告されました(2)。

さらに、がんでも同様のことが起こるのかどうか、これまでたくさんの研究が行なわれてきました。2013年、2018年にはそれらをメタ分析で統合した結果が発表されたのですが、こちらでは数種類のがんについて検討を行なったものの、いずれの種類のがんもストレスの高い低いによる発症リスクにはっきりとした差は認められませんでした(3)(4)(5)。

ストレスは防げない。解消するものである

ストレスは様々な健康問題を引き起こすことが、これまでの研究でわかってきています。ただストレスというのは、「ストレスがあった→○○の病気にかかった」といった単純なものではなく、生活習慣の中でストレスのかかるポイントや強さは人それぞれとなります。眠れなくなる人もいるし、衝動買いに走る人もいるし、暴飲暴食に逃げる人もいるでしょう。ストレスは衣食住全てに複雑に絡み合ってしまうため、特定のものを遠ざけたり外したりすることも難しいですよね。

ですから現状一番お勧めの方法は、**自分なりの解消方法やバランスの取り方を、日頃から**

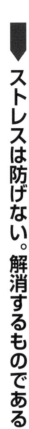

身につけておくことになりますね。

一方で、NIH（アメリカ国立衛生研究所）の報告から、ストレス自体がレジリエンス（精神的回復力）を育むために、ポジティブに働くともされています(6)。自分なりの方法で、ストレスとは上手につき合うようにしましょう。

結論

▼ストレスは交感神経によるホルモン分泌が原因というように、科学的な定義がしっかり存在する
▼ストレス過多で、心筋梗塞や脳梗塞は増えるが、がんは増えない
▼ストレス発生からは逃げられないので、解消しやすい策を見つけておく

File.30

気分が落ち込んで食欲が出ないのを放置するべからず。メンタル不調は栄養不足が原因のことも多いから

脳内で作られるホルモンや神経伝達物質に必要

元気が出ない、気分が落ち込んでいる、何もする気が湧かない。そういう時もあります。何もしたくないし、ゴロゴロしていたいし、晩ご飯を作るのも買いに出るのも、もう面倒。その気持ち、よくわかります。

ところで風邪をひいて体力や免疫が落ちていたら、食欲がない期間もありますが、その状態を脱したら栄養をしっかり摂らないと風邪も治らない、と思いませんか?

実はメンタル回復も、風邪による不調からの回復と同様で、元気を取り戻したい時に必ず

必要な栄養素というものがあります。具体的には、**脳内で作られるホルモンや神経伝達物質に必要な栄養素**となります。

では、これらのホルモンや神経伝達物質が一体脳内でどのように働くのか、そしてどんな栄養素が必要なのかをこの先で確認して行きましょう。

メンタルに必要といわれている栄養素は、次の4つ。

【1】タンパク質
【2】食物繊維
【3】鉄
【4】葉酸

1つひとつ詳しく見てみましょう。

食物繊維とタンパク質が実は超重要

【1】タンパク質

まずとても重要な働きをしているのが、まさかのタンパク質。筋肉や皮膚の材料となる、あのタンパク質です。

タンパク質とは、炭水化物、脂質とともに3大栄養素と呼ばれる重要な栄養素の1つです。体内で合成できない必須アミノ酸（9種）と、体内で合成できる非必須アミノ酸（11種）の20種類のアミノ酸から構成されています。

タンパク質1gで約4kcalのエネルギーを生み出しますが、実はエネルギー源としてよりも大切なのは、体の組織や酵素、ホルモンの材料として使われる点です。

このタンパク質が不足してしまうと、例えば一般的に〝幸せホルモン〟と呼ばれる「セロトニン」、〝やる気ホルモン〟と呼ばれる「ドーパミン」などの神経伝達物質が体の中で足りなくなってしまう危険性があるのです。

【2】食物繊維

「これってあのレタス何個分っていうアレでしょ？　便秘に効くんじゃないの？　メンタルになんて関係ないのでは？」と思われた方は多いでしょう。実は近年の研究で、食物繊維はメンタル回復においても非常に大切な仕事をしていることがわかってきました(1)。

食物繊維とうつ病や不安神経症の関連性を調べたこれまでの研究をメタ分析した2023年に発表された研究結果からは、食物繊維の摂取量が5g増えるごとに、うつ病のリスクが5％減少するという興味深い結果が示唆されました(2)。

また、野菜・果物からの食物繊維を多く摂取している人は、摂取が少ない人に比べて抑うつ症状が少ないという結果が、学術雑誌『Nutrition』で発表されました。

【3】鉄

一般的に鉄が不足すると貧血になって、疲れやすくなったり、だるくなったりすることは、皆さんよくご存知のことかと思います。特に女性は月経があるために、一定量の血液喪失に伴う鉄分不足が定期的に起こりますから、これを見越した量の鉄分が体内に常に貯蔵されている必要があります。

そしてこの鉄分が、心を元気にする脳の神経伝達物質の合成に重要な役割を果たしていることがわかってきました。研究からは鉄分が不足するとうつ病のリスクが上昇し、気分が落ち込みやすい傾向が示唆されたのです(3)。

【4】葉酸

葉酸はビタミンB群に属する水溶性ビタミン。鉄とともに幸せホルモンのセロトニンや、やる気ホルモンのドーパミンなどの脳の神経伝達物質の合成に関与している栄養素です。

こちらも近年の研究からメンタルヘルスに必要な栄養素であることが指摘されています(4)。うつ病の患者さんの1/4が葉酸欠乏状態であることが研究結果からわかっており、抑うつ症状のない

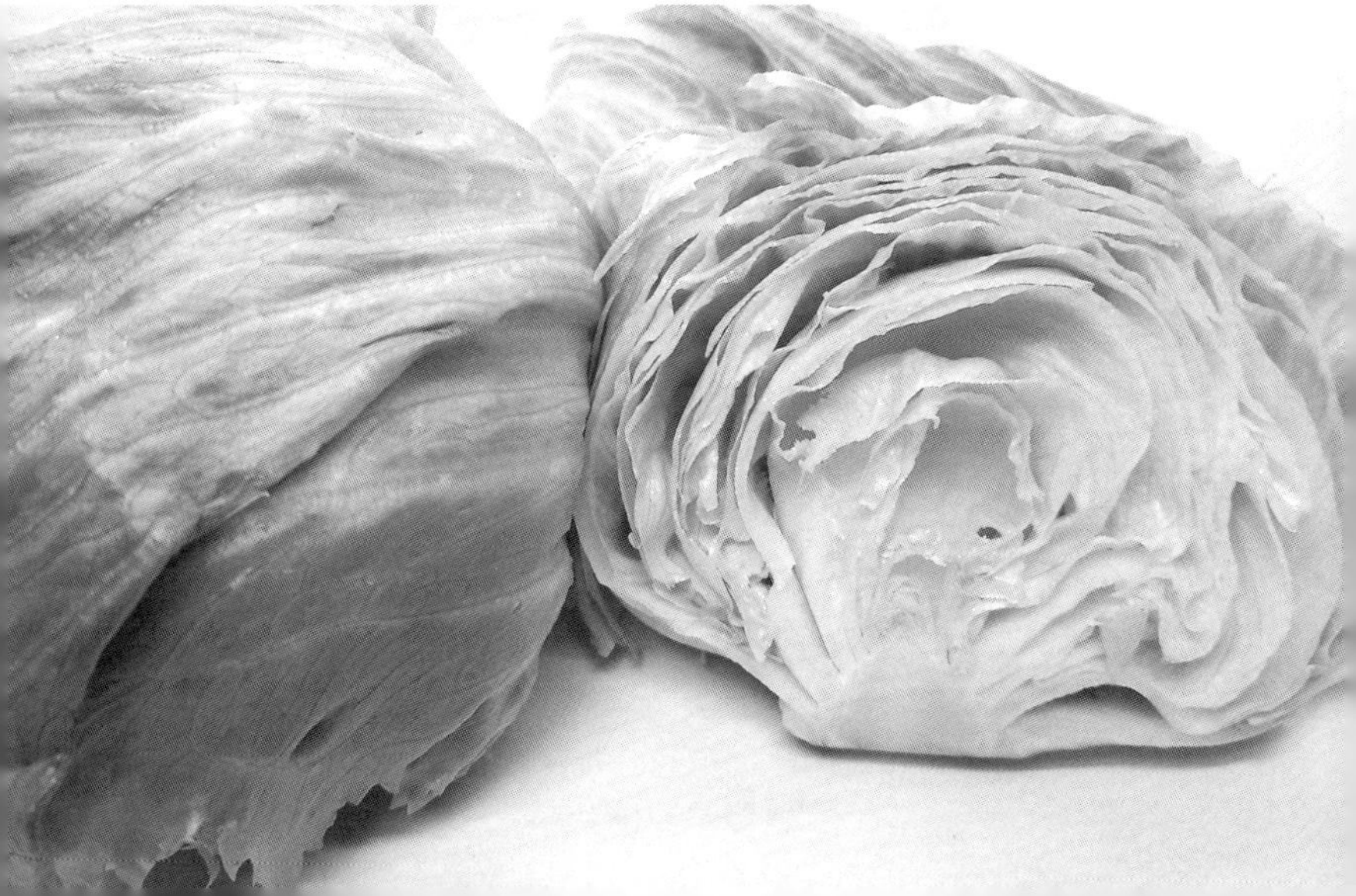

集団では葉酸欠乏は1／10の割合であることから、関連が強いと示唆されている栄養素です。

いかがでしょうか。実はこんなにたくさんの栄養素が、メンタルヘルスに関連していると言われているのです。

魚、豆腐、海藻サラダ、ヨーグルトは最強

では具体的に、メンタルに必要な栄養素は、どう摂取したらいいのでしょうか。

【1】タンパク質：動物性タンパク質を効率よく摂取するためには、魚がお勧め。また植物性タンパク質である豆製品として豆腐や納豆、乳製品からはヨーグルトなどもいいですね。

【2】食物繊維＆【4】葉酸：野菜と海藻がベスト。海藻と温野菜のサラダでしたら、いっぺんに摂れるので好都合ですね。

【3】鉄：やはりレバーが王道ですが、苦手で食べられない方も多いでしょう。その場合はサプリメントの使用なども検討しましょう（鉄についてはFile.04でも詳しく解説しています）。

「メンタルヘルスは気持ちの問題」「心の問題で食事は関係ない」と思われがちですが、心だって脳の動きを助けるために栄養は必要です。たかがメンタルと考えず、食事と心の密接な関係を今一度考えてみてもらえたら嬉しいです。

結論

▼メンタル不調は栄養不足が大きく関係している
▼栄養素として必要なのは、タンパク質、食物繊維、鉄、葉酸。脳内で作られるホルモンや神経伝達物質に必要な栄養素とされている
▼食材としては魚、豆製品、ヨーグルト、海藻、野菜、レバーがお勧め

参考文献

File.01

（1） Mozaffarian D, Hao T, Rimm EB, Willett WC, Hu FB. Changes in diet and lifestyle and long-term weight gain in women and men. N Engl J Med. 2011 Jun 23;364(25):2392-404. doi: 10.1056/NEJMoa1014296. PMID: 21696306; PMCID: PMC3151731.

（2） https://www.iarc.who.int/wp-content/uploads/2018/07/pr240_E.pdf (Cited 2023 Aug 20)

（3） https://www.wcrf.org/diet-activity-and-cancer/cancer-prevention-recommendations/limit-red-and-processed-meat/ (Cited 2023 Aug 20)

（4） https://www.ncc.go.jp/jp/information/pr_release/2015/1029/index.html (Cited 2023 Aug 20)

（5） Takachi R, Tsubono Y, Baba K, Inoue M, Sasazuki S, Iwasaki M, Tsugane S; Japan Public Health Center-Based Prospective Study Group. Red meat intake may increase the risk of colon cancer in Japanese, a population with relatively low red meat consumption. Asia Pac J Clin Nutr. 2011;20(4):603-12. PMID: 22094846.

File.03

（1） Hegsted DM. Calcium and osteoporosis. J Nutr.1986 Nov; 116(11):2316-9. PMID: 3794834

（2） Yamamoto K, Nakamura T, Kishimoto H, Hagino H, Nose T. Risk factors for hip fracture in elderly Japanese women in Tottori Prefecture, Japan. Osteoporos Int. 1993;3 Suppl 1:48-50. doi: 10.1007/BF01621862. PMID: 8461576.

（3） Wang C, Yatsuya H, Tamakoshi K, Iso H, Tamakoshi A. Milk drinking and mortality: findings from the Japan collaborative cohort study. J Epidemiol. 2015;25(1):66-73. doi: 10.2188/jea.JE20140081. Epub 2014 Oct 18. PMID: 25327185; PMCID: PMC4275440.

（4） Larsson SC, Crippa A, Orsini N, Wolk A, Michaëlsson K. Milk Consumption and Mortality from All Causes, Cardiovascular Disease, and Cancer: A Systematic Review and Meta-Analysis. Nutrients. 2015 Sep 11;7(9):7749-63. doi: 10.3390/nu7095363. PMID: 26378576; PMCID: PMC4586558.

（5） Malmir H, Larijani B, Esmaillzadeh A. Consumption of milk and dairy products and risk of osteoporosis and hip fracture: a systematic review and Meta-analysis. Crit Rev Food Sci Nutr. 2020;60(10):1722-1737. doi: 10.1080/10408398.2019.1590800. Epub 2019 Mar 26. PMID: 30909722.

(6) Umesawa M, Iso H, Ishihara J, Saito I, Kokubo Y, Inoue M, Tsugane S; JPHC Study Group. Dietary calcium intake and risks of stroke, its subtypes, and coronary heart disease in Japanese: the JPHC Study Cohort I. Stroke. 2008 Sep;39(9):2449-56. doi: 10.1161/STROKEAHA.107.512236. Epub 2008 Jul 17. PMID: 18635855.

(7) Guo J, Astrup A, Lovegrove JA, Gijsbers L, Givens DI, Soedamah-Muthu SS. Milk and dairy consumption and risk of cardiovascular diseases and all-cause mortality: dose-response meta-analysis of prospective cohort studies. Eur J Epidemiol. 2017 Apr;32(4):269-287. doi: 10.1007/s10654-017-0243-1. Epub 2017 Apr 3. PMID: 28374228; PMCID: PMC5437143.

(8) López-Plaza B, Bermejo LM, Santurino C, Cavero-Redondo I, Álvarez-Bueno C, Gómez-Candela C. Milk and Dairy Product Consumption and Prostate Cancer Risk and Mortality: An Overview of Systematic Reviews and Meta-analyses. Adv Nutr. 2019 May 1;10(suppl_2):S212-S223. doi: 10.1093/advances/nmz014. PMID: 31089741; PMCID: PMC6518142.

(9) Ding M, Li J, Qi L, Ellervik C, Zhang X, Manson JE, Stampfer M, Chavarro JE, Rexrode KM, Kraft P, Chasman D, Willett WC, Hu FB. Associations of dairy intake with risk of mortality in women and men: three prospective cohort studies. BMJ. 2019 Nov 27;367:l6204. doi: 10.1136/bmj.l6204. PMID: 31776125; PMCID: PMC6880246.

(10) Gijsbers L, Ding EL, Malik VS, de Goede J, Geleijnse JM, Soedamah-Muthu SS. Consumption of dairy foods and diabetes incidence: a dose-response meta-analysis of observational studies. Am J Clin Nutr. 2016 Apr;103(4):1111-24. doi: 10.3945/ajcn.115.123216. Epub 2016 Feb 24. PMID: 26912494.

(11) Michaëlsson K, Wolk A, Langenskiöld S, Basu S, Warensjö Lemming E, Melhus H, Byberg L. Milk intake and risk of mortality and fractures in women and men: cohort studies. BMJ. 2014 Oct 28;349:g6015. doi: 10.1136/bmj.g6015. PMID: 25352269; PMCID: PMC4212225.

File.04

(1) https://www.nibiohn.go.jp/eiken/kenkounippon21/eiyouchousa/kekka_shintai_chousa_koumoku.html (Cited 2023 Aug 20)

(2) https://www.mhlw.go.jp/content/10904750/000586553.pdf (Cited 2023 Aug 20)

File.05

(1) https://diabetes.org/diabetes/a1c/diagnosis (Cited 2023 Aug 20)

(2) Koh-Banerjee P, Franz M, Sampson L, Liu S, Jacobs DR Jr, Spiegelman D, Willett W, Rimm E. Changes in whole-grain, bran, and cereal fiber consumption in relation to 8-y weight gain among men. Am J Clin Nutr. 2004 Nov;80(5):1237-45. doi: 10.1093/ajcn/80.5.1237. PMID: 15531671.

(3) Seidelmann SB, Claggett B, Cheng S, Henglin M, Shah A, Steffen LM, Folsom AR, Rimm EB, Willett WC, Solomon SD. Dietary carbohydrate intake and mortality: a prospective cohort study and meta-analysis. Lancet Public Health. 2018 Sep;3(9):e419-e428. doi: 10.1016/S2468-2667(18)30135-X. Epub 2018 Aug 17. PMID: 30122560; PMCID: PMC6339822.

(4) de Munter JS, Hu FB, Spiegelman D, Franz M, van Dam RM. Whole grain, bran, and germ intake and risk of type 2 diabetes: a prospective cohort study and systematic review. PLoS Med. 2007 Aug;4(8):e261. doi: 10.1371/journal.pmed.0040261. PMID: 17760498; PMCID: PMC1952203.

(5) Seidelmann SB, Claggett B, Cheng S, Henglin M, Shah A, Steffen LM, Folsom AR, Rimm EB, Willett WC, Solomon SD. Dietary carbohydrate intake and mortality: a prospective cohort study and meta-analysis. Lancet Public Health. 2018 Sep;3(9):e419-e428. doi: 10.1016/S2468-2667(18)30135-X. Epub 2018 Aug 17. PMID: 30122560; PMCID: PMC6339822.

File.06

(1) https://www.who.int/data/gho/indicator-metadata-registry/imr-details/3082 (Cited 2023 Aug 20)

(2) https://www.mhlw.go.jp/content/10904750/000760248.pdf (Cited 2023 Aug 20)

File.07

(1) https://www.iarc.who.int/wp-content/uploads/2018/07/pr240_E.pdf (Cited 2023 Aug 20)

(2) Estruch R, Ros E, Salas-Salvadó J, Covas MI, Corella D, Arós F, Gómez-Gracia E, Ruiz-Gutiérrez V, Fiol M, Lapetra J, Lamuela-Raventos RM, Serra-Majem L, Pintó X, Basora J, Muñoz MA, Sorlí JV, Martínez JA, Martínez-González MA; PREDIMED Study Investigators. Primary prevention of cardiovascular disease with a Mediterranean diet. N Engl J Med. 2013 Apr 4;368(14):1279-90. doi: 10.1056/NEJMoa1200303. Epub 2013 Feb 25. Retraction in: N Engl J Med. 2018 Jun 21;378(25):2441-2442.

Erratum in: N Engl J Med. 2014 Feb 27;370(9):886. Corrected and republished in: N Engl J Med. 2018 Jun 21;378(25):e34. PMID: 23432189.

(3) Zheng JS, Hu XJ, Zhao YM, Yang J, Li D. Intake of fish and marine n-3 polyunsaturated fatty acids and risk of breast cancer: meta-analysis of data from 21 independent prospective cohort studies. BMJ. 2013 Jun 27;346:f3706. doi: 10.1136/bmj.f3706. PMID: 23814120.

(4) Wu S, Liang J, Zhang L, Zhu X, Liu X, Miao D. Fish consumption and the risk of gastric cancer: systematic review and meta-analysis. BMC Cancer. 2011 Jan 20;11:26. doi: 10.1186/1471-2407-11-26. PMID: 21247502; PMCID: PMC3037921.

(5) Jian Song, Hong Su, Bao-long Wang, Yang-yang Zhou & Liang-Liang Guo (2014) Fish Consumption and Lung Cancer Risk: Systematic Review and Meta-Analysis, Nutrition and Cancer, 66:4, 539-549, DOI: 10.1080/01635581.2014.894102

File.08

(1) https://www.maff.go.jp/j/pr/aff/1311/spe1_01.html (Cited 2023 Aug 20)

(2) https://www.ifoam.bio/ (Cited 2023 Aug 20)

(3) https://www.maff.go.jp/j/seisan/kankyo/yuuki/attach/pdf/meguji-full.pdf (Cited 2023 Aug 20)

(4) Dangour AD, Dodhia SK, Hayter A, Allen E, Lock K, Uauy R. Nutritional quality of organic foods: a systematic review. Am J Clin Nutr. 2009 Sep;90(3):680-5. doi: 10.3945/ajcn.2009.28041. Epub 2009 Jul 29. PMID: 19640946.

(5) Średnicka-Tober D, Barański M, Seal C, Sanderson R, Benbrook C, Steinshamn H, Gromadzka-Ostrowska J, Rembiałkowska E, Skwarło-Sońta K, Eyre M, Cozzi G, Krogh Larsen M, Jordon T, Niggli U, Sakowski T, Calder PC, Burdge GC, Sotiraki S, Stefanakis A, Yolcu H, Stergiadis S, Chatzidimitriou E, Butler G, Stewart G, Leifert C. Composition differences between organic and conventional meat: a systematic literature review and meta-analysis. Br J Nutr. 2016 Mar 28;115(6):994-1011. doi: 10.1017/S0007114515005073. Epub 2016 Feb 16. PMID: 26878675; PMCID: PMC4838835.

(6) Smith-Spangler C, Brandeau ML, Hunter GE, Bavinger JC, Pearson M, Eschbach PJ, Sundaram V, Liu H, Schirmer P, Stave C, Olkin I, Bravata DM. Are organic foods safer or healthier than conventional alternatives?: a systematic review. Ann Intern Med. 2012 Sep 4;157(5):348-66. doi: 10.7326/0003-4819-157-5-201209040-00007. Erratum in: Ann Intern Med. 2012 Nov 6;157(9):680.

Erratum in: Ann Intern Med. 2012 Oct 2;157(7):532. PMID: 22944875.

File.09

(1) Mozaffarian D, Hao T, Rimm EB, Willett WC, Hu FB. Changes in diet and lifestyle and long-term weight gain in women and men. N Engl J Med. 2011 Jun 23;364(25):2392-404. doi: 10.1056/NEJMoa1014296. PMID: 21696306; PMCID: PMC3151731.

(2) https://www.who.int/publications/i/item/9789241549028 (Cited 2023 Aug 20)

(3) Fujiwara A, Murakami K, Asakura K, Uechi K, Sugimoto M, Wang HC, Masayasu S, Sasaki S. Estimation of Starch and Sugar Intake in a Japanese Population Based on a Newly Developed Food Composition Database. Nutrients. 2018 Oct 10;10(10):1474. doi: 10.3390/nu10101474. PMID: 30309012; PMCID: PMC6213530.

File.10

(1) Abdelhamid AS, Brown TJ, Brainard JS, Biswas P, Thorpe GC, Moore HJ, Deane KH, AlAbdulghafoor FK, Summerbell CD, Worthington HV, Song F, Hooper L. Omega-3 fatty acids for the primary and secondary prevention of cardiovascular disease. Cochrane Database Syst Rev. 2018 Nov 30;11(11):CD003177. doi: 10.1002/14651858.CD003177.pub4. Update in: Cochrane Database Syst Rev. 2020 Feb 29;3:CD003177. PMID: 30521670; PMCID: PMC6517311.

(2) Omenn GS, Goodman GE, Thornquist MD, Balmes J, Cullen MR, Glass A, Keogh JP, Meyskens FL Jr, Valanis B, Williams JH Jr, Barnhart S, Cherniack MG, Brodkin CA, Hammar S. Risk factors for lung cancer and for intervention effects in CARET, the Beta-Carotene and Retinol Efficacy Trial. J Natl Cancer Inst. 1996 Nov 6;88(21):1550-9. doi: 10.1093/jnci/88.21.1550. PMID: 8901853.

(3) Druesne-Pecollo N, Latino-Martel P, Norat T, Barrandon E, Bertrais S, Galan P, Hercberg S. Beta-carotene supplementation and cancer risk: a systematic review and metaanalysis of randomized controlled trials. Int J Cancer. 2010 Jul 1;127(1):172-84. doi: 10.1002/ijc.25008. PMID: 19876916.

(4) Schwingshackl L, Boeing H, Stelmach-Mardas M, Gottschald M, Dietrich S, Hoffmann G, Chaimani A. Dietary Supplements and Risk of Cause-Specific Death, Cardiovascular Disease, and Cancer: A Systematic Review and Meta-Analysis of Primary Prevention Trials. Adv Nutr. 2017 Jan 17;8(1):27-39. doi: 10.3945/an.116.013516. PMID: 28096125; PMCID: PMC5227980.

File.11

（1）Paruthi S, Brooks LJ, D'Ambrosio C, Hall WA, Kotagal S, Lloyd RM, Malow BA, Maski K, Nichols C, Quan SF, Rosen CL, Troester MM, Wise MS. Recommended Amount of Sleep for Pediatric Populations: A Consensus Statement of the American Academy of Sleep Medicine. J Clin Sleep Med. 2016 Jun 15;12(6):785-6. doi: 10.5664/jcsm.5866. PMID: 27250809; PMCID: PMC4877308.

（2）https://www.oecd.org/gender/data/ (Cited 2023 Aug 20)

（3）https://www.mhlw.go.jp/content/10900000/000687163.pdf (Cited 2023 Aug 20)

（4）Medic G, Wille M, Hemels ME. Short- and long-term health consequences of sleep disruption. Nat Sci Sleep. 2017 May 19;9:151-161. doi: 10.2147/NSS.S134864. PMID: 28579842; PMCID: PMC5449130.

（5）Spiegel K, Tasali E, Penev P, Van Cauter E. Brief communication: Sleep curtailment in healthy young men is associated with decreased leptin levels, elevated ghrelin levels, and increased hunger and appetite. Ann Intern Med. 2004 Dec 7;141(11):846-50. doi: 10.7326/0003-4819-141-11-200412070-00008. PMID: 15583226.

File.12

（1）https://www.e-healthnet.mhlw.go.jp/information/metabolic/m-05-003.html (Cited 2023 Aug 20)

File.13

（1）国立精神・神経医療センター　精神生理研究部　睡眠に関するセルフチェック　http://www.sleepmed.jp/q/meq/ (Cited 2023 Aug 20)

（2）Daghlas I, Dashti HS, Lane J, Aragam KG, Rutter MK, Saxena R, Vetter C. Sleep Duration and Myocardial Infarction. J Am Coll Cardiol. 2019 Sep 10;74(10):1304-1314. doi: 10.1016/j.jacc.2019.07.022. PMID: 31488267; PMCID: PMC6785011.

（3）Genuardi MV, Ogilvie RP, Saand AR, DeSensi RS, Saul MI, Magnani JW, Patel SR. Association of Short Sleep Duration and Atrial Fibrillation. Chest. 2019 Sep;156(3):544-552. doi: 10.1016/j.chest.2019.01.033. Epub 2019 Feb 27. PMID: 30825445; PMCID: PMC6717116.

（4）Patel SR, Hu FB. Short sleep duration and weight gain: a systematic review. Obesity (Silver Spring). 2008 Mar;16(3):643-53.

doi: 10.1038/oby.2007.118. Epub 2008 Jan 17. PMID: 18239586; PMCID: PMC2723045.
（5）Young T, Finn L, Peppard PE, Szklo-Coxe M, Austin D, Nieto FJ, Stubbs R, Hla KM. Sleep disordered breathing and mortality: eighteen-year follow-up of the Wisconsin sleep cohort. Sleep. 2008 Aug;31(8):1071-8. PMID: 18714778; PMCID: PMC2542952.
（6）Reutrakul S, Mokhlesi B. Obstructive Sleep Apnea and Diabetes: A State of the Art Review. Chest. 2017 Nov;152(5):1070-1086. doi: 10.1016/j.chest.2017.05.009. Epub 2017 May 17. PMID: 28527878; PMCID: PMC5812754.
（7）He J, Kryger MH, Zorick FJ, Conway W, Roth T. Mortality and apnea index in obstructive sleep apnea. Experience in 385 male patients. Chest. 1988 Jul;94(1):9-14. PMID: 3289839.

File.14

（1）ライオン株式会社　定性定量調査結果
（2）Ukai T, Iso H, Yamagishi K, Saito I, Kokubo Y, Yatsuya H, Muraki I, Eshak ES, Sawada N, Tsugane S. Habitual tub bathing and risks of incident coronary heart disease and stroke. Heart. 2020 May;106(10):732-737. doi: 10.1136/heartjnl-2019-315752. Epub 2020 Mar 24. PMID: 32209614.

File.15

（1）Lee IM, Shiroma EJ, Kamada M, Bassett DR, Matthews CE, Buring JE. Association of Step Volume and Intensity With All-Cause Mortality in Older Women. JAMA Intern Med. 2019 Aug 1;179(8):1105-1112. doi: 10.1001/jamainternmed.2019.0899. PMID: 31141585; PMCID: PMC6547157.
（2）Saint-Maurice PF, Troiano RP, Bassett DR Jr, Graubard BI, Carlson SA, Shiroma EJ, Fulton JE, Matthews CE. Association of Daily Step Count and Step Intensity With Mortality Among US Adults. JAMA. 2020 Mar 24;323(12):1151-1160. doi: 10.1001/jama.2020.1382. PMID: 32207799; PMCID: PMC7093766.
（3）Lee DC, Brellenthin AG, Thompson PD, Sui X, Lee IM, Lavie CJ. Running as a Key Lifestyle Medicine for Longevity. Prog Cardiovasc Dis. 2017 Jun-Jul;60(1):45-55. doi: 10.1016/j.pcad.2017.03.005. Epub 2017 Mar 30. PMID: 28365296.
（4）ＷＨＯ 身体活動・座位行動ガイドライン　https://apps.who.int/iris/bitstream/handle/10665/337001/9789240014886-jpn.

pdf?sequence=151&isAllowed=y (Cited 2023 Aug 20)

File.16

（1）スポーツ振興センター　基本統計（負傷・疾病の概況と帳票） https://www.jpnsport.go.jp/anzen/Portals/0/anzen/anzen_school/R4_gakko_kanrika_saigai/R4-07.pdf (Cited 2023 Aug 20)

File.17

（1）Rodeheaver G, Bellamy W, Kody M, Spatafora G, Fitton L, Leyden K, Edlich R. Bactericidal activity and toxicity of iodine-containing solutions in wounds. Arch Surg. 1982 Feb;117(2):181-6. doi: 10.1001/archsurg.1982.01380260051009. PMID: 7034678.

（2）Balin AK, Pratt L. Dilute povidone-iodine solutions inhibit human skin fibroblast growth. Dermatol Surg. 2002 Mar;28(3):210-4. doi: 10.1046/j.1524-4725.2002.01161.x. PMID: 11896770.

（3）Van den Broek PJ, Buys LF, Van Furth R. Interaction of povidone-iodine compounds, phagocytic cells, and microorganisms. Antimicrob Agents Chemother. 1982 Oct;22(4):593-7. doi: 10.1128/AAC.22.4.593. PMID: 7181472; PMCID: PMC183798.

File.18

（1）抗微生物薬適正使用の手引き第２版　https://www.mhlw.go.jp/content/10900000/000573655.pdf (Cited 2023 Aug 20)

File.19

（1）https://www.cochranelibrary.com/cdsr/doi/10.1002/14651858.CD000980.pub4/full (Cited 2023 Aug 20)

（2）Li-Ng M, Aloia JF, Pollack S, Cunha BA, Mikhail M, Yeh J, Berbari N. A randomized controlled trial of vitamin D3 supplementation for the prevention of symptomatic upper respiratory tract infections. Epidemiol Infect. 2009 Oct;137(10):1396-404. doi: 10.1017/S0950268809002404. Epub 2009 Mar 19. PMID: 19296870.

（3）Kalichuran S, van Blydenstein SA, Venter M, Omar S. Vitamin D status and COVID-19 severity. S Afr J Infect Dis. 2022 Apr 26;37(1):359. doi: 10.4102/sajid.v37i1.359. PMID: 35546959; PMCID: PMC9082083.

（4）Meydani SN, Leka LS, Fine BC, Dallal GE, Keusch GT, Singh MF, Hamer DH. Vitamin E and respiratory tract infections in elderly nursing home residents: a randomized controlled trial. JAMA. 2004 Aug 18;292(7):828-36. doi: 10.1001/jama.292.7.828.

Erratum in: JAMA. 2004 Sep 15;292(11):1305. Erratum in: JAMA. 2007 May 2;297(17):1882. PMID: 15315997; PMCID: PMC2377357.

File.21

（1）最新がん統計　https://ganjoho.jp/reg_stat/statistics/stat/summary.html (Cited 2023 Aug 20)

File.22

（1）厚生労働省 健康日本21（アルコール） https://www.mhlw.go.jp/www1/topics/kenko21_11/b5f.html (Cited 2023 Aug 20)

File.23

（1）Jones LA, Sinnott LT, Mutti DO, Mitchell GL, Moeschberger ML, Zadnik K. Parental history of myopia, sports and outdoor activities, and future myopia. Invest Ophthalmol Vis Sci. 2007 Aug;48(8):3524-32. doi: 10.1167/iovs.06-1118. PMID: 17652719; PMCID: PMC2871403.

（2）Torii H, Kurihara T, Seko Y, Negishi K, Ohnuma K, Inaba T, Kawashima M, Jiang X, Kondo S, Miyauchi M, Miwa Y, Katada Y, Mori K, Kato K, Tsubota K, Goto H, Oda M, Hatori M, Tsubota K. Violet Light Exposure Can Be a Preventive Strategy Against Myopia Progression. EBioMedicine. 2017 Feb;15:210-219. doi: 10.1016/j.ebiom.2016.12.007. Epub 2016 Dec 16. PMID: 28063778; PMCID: PMC5233810.

（3）Wu PC, Chen CT, Lin KK, Sun CC, Kuo CN, Huang HM, Poon YC, Yang ML, Chen CY, Huang JC, Wu PC, Yang IH, Yu HJ, Fang PC, Tsai CL, Chiou ST, Yang YH. Myopia Prevention and Outdoor Light Intensity in a School-Based Cluster Randomized Trial. Ophthalmology. 2018 Aug;125(8):1239-1250. doi: 10.1016/j.ophtha.2017.12.011. Epub 2018 Jan 19. PMID: 29371008.

（4）Talens-Estarelles C, Cerviño A, García-Lázaro S, Fogelton A, Sheppard A, Wolffsohn JS. The effects of breaks on digital eye strain, dry eye and binocular vision: Testing the 20-20-20 rule. Cont Lens Anterior Eye. 2023 Apr;46(2):101744. doi: 10.1016/j.clae.2022.101744. Epub 2022 Aug 11. PMID: 35963776.

（5）American Optometric Association https://www.aoa.org/AOA/Images/Patients/Eye Conditions/20-20-20-rule.pdf (Cited 2023 Aug 20)

File.24

（1）文部科学省 令和３年度学校保険統計（確報値）の公表について https://www.mext.go.jp/contnt/20221125-mxt_chousa01-000023558.pdf (Cited 2023 Aug 20)

File.25

（1）厚生労働省 アレルギー総論 https://www.mhlw.go.jp/new-info/kobetu/kenkou/ryumachi/dl/jouhou01-17.pdf (Cited 2023 Aug 20)

（2）Lack G, Fox D, Northstone K, Golding J; Avon Longitudinal Study of Parents and Children Study Team. Factors associated with the development of peanut allergy in childhood. N Engl J Med. 2003 Mar 13;348(11):977-85. doi: 10.1056/NEJMoa013536. Epub 2003 Mar 10. PMID: 12637607.

（3）Du Toit G, Roberts G, Sayre PH, Bahnson HT, Radulovic S, Santos AF, Brough HA, Phippard D, Basting M, Feeney M, Turcanu V, Sever ML, Gomez Lorenzo M, Plaut M, Lack G; LEAP Study Team. Randomized trial of peanut consumption in infants at risk for peanut allergy. N Engl J Med. 2015 Feb 26;372(9):803-13. doi: 10.1056/NEJMoa1414850. Epub 2015 Feb 23. Erratum in: N Engl J Med. 2016 Jul 28;375(4):398. PMID: 25705822; PMCID: PMC4416404.

File.29

（1）Booth J, Connelly L, Lawrence M, Chalmers C, Joice S, Becker C, Dougall N. Evidence of perceived psychosocial stress as a risk factor for stroke in adults: a meta-analysis. BMC Neurol. 2015 Nov 12;15:233. doi: 10.1186/s12883-015-0456-4. PMID: 26563170; PMCID: PMC4643520.

（2）Iso H, Date C, Yamamoto A, Toyoshima H, Tanabe N, Kikuchi S, Kondo T, Watanabe Y, Wada Y, Ishibashi T, Suzuki H, Koizumi A, Inaba Y, Tamakoshi A, Ohno Y. Perceived mental stress and mortality from cardiovascular disease among Japanese men and women: the Japan Collaborative Cohort Study for Evaluation of Cancer Risk Sponsored by Monbusho (JACC Study). Circulation. 2002 Sep 3;106(10):1229-36. doi: 10.1161/01.cir.0000028145.58654.41. PMID: 12208798.

（3）Ikeda A, Iso H, Yamagishi K, Inoue M, Tsugane S. Blood pressure and the risk of stroke, cardiovascular disease, and all-cause mortality among Japanese: the JPHC Study. Am J Hypertens. 2009 Mar;22(3):273-80. doi: 10.1038/ajh.2008.356. Epub 2009 Jan

22. PMID: 19229210.
(4) Heikkilä K, Nyberg ST, Theorell T, Fransson EI, Alfredsson L, Bjorner JB, Bonenfant S, Borritz M, Bouillon K, Burr H, Dragano N, Geuskens GA, Goldberg M, Hamer M, Hooftman WE, Houtman IL, Joensuu M, Knutsson A, Koskenvuo M, Koskinen A, Kouvonen A, Madsen IE, Magnusson Hanson LL, Marmot MG, Nielsen ML, Nordin M, Oksanen T, Pentti J, Salo P, Rugulies R, Steptoe A, Suominen S, Vahtera J, Virtanen M, Väänänen A, Westerholm P, Westerlund H, Zins M, Ferrie JE, Singh-Manoux A, Batty GD, Kivimäki M; IPD-Work Consortium. Work stress and risk of cancer: meta-analysis of 5700 incident cancer events in 116,000 European men and women. BMJ. 2013 Feb 7;346:f165. doi: 10.1136/bmj.f165. PMID: 23393080; PMCID: PMC3567204.
(5) Yang T, Qiao Y, Xiang S, Li W, Gan Y, Chen Y. Work stress and the risk of cancer: A meta-analysis of observational studies. Int J Cancer. 2019 May 15;144(10):2390-2400. doi: 10.1002/ijc.31955. Epub 2018 Dec 8. PMID: 30484859.
(6) https://orwh.od.nih.gov/in-the-spotlight/all-articles/7-steps-manage-stress-and-build-resilience (Cited 2023 Aug 20)

File.30

(1)Miki T, Eguchi M, Kurotani K, Kochi T, Kuwahara K, Ito R, Kimura Y, Tsuruoka H, Akter S, Kashino I, Kabe I, Kawakami N, Mizoue T. Dietary fiber intake and depressive symptoms in Japanese employees: The Furukawa Nutrition and Health Study. Nutrition. 2016 May;32(5):584-9. doi: 10.1016/j.nut.2015.11.014. Epub 2015 Dec 23. PMID: 26810963.
(2) Saghafian F, Hajishafiee M, Rouhani P, Saneei P. Dietary fiber intake, depression, and anxiety: a systematic review and meta-analysis of epidemiologic studies. Nutr Neurosci. 2023 Feb;26(2):108-126. doi: 10.1080/1028415X.2021.2020403. Epub 2022 Jan 4. PMID: 36692989.
(3) Hidese S, Saito K, Asano S, Kunugi H. Association between iron-deficiency anemia and depression: A web-based Japanese investigation. Psychiatry Clin Neurosci. 2018 Jul;72(7):513-521. doi: 10.1111/pcn.12656. Epub 2018 May 9. PMID: 29603506.
(4) Miyaki K, Song Y, Taneichi S, Tsutsumi A, Hashimoto H, Kawakami N, Takahashi M, Shimazu A, Inoue A, Kurioka S, Shimbo T. Socioeconomic status is significantly associated with the dietary intakes of folate and depression scales in Japanese workers (J-HOPE Study). Nutrients. 2013 Feb 18;5(2):565-78. doi: 10.3390/nu5020565. PMID: 23429440; PMCID: PMC3635213.
(5) Miyaki K et al. New Diet Therapy ‥ 29,1,31-38,2013

おわりに

まずはこの本を手に取っていただき、そしてここまで読み進めてきてくださった全ての方に、心からお礼を申し上げます。「世界中の研究者たちが長年にわたってお金も労力もかけて探してきてくれた、今のところどうやら一番確からしいこと」を、簡単にわかりやすく時間をかけずにお伝えすることを目指して、この本を書きました。少しでも誰かに届けば、こんなに嬉しいことはありません。

私は医学部卒業後、集中治療や救急医療といった、いわば命の現場の最前線で人の命を救ってきました。ある日、書店でふと目についたのが、ハーバード大学医学部教授イチロー・カワチ先生の『命の格差は止められるか　ハーバード日本人教授の、世界が注目する授業』（小学館）という本でした（ちなみに、そのカワチ先生の別のご著書である『社会疫学』の翻訳にかかわらせていただくことになるとは、当時は全く考えていませんでした）。この出会いは、私にぎりぎりの命を必死に救い上げる方法だけではない、医師としてもっともっとたくさんの人を救うことができる可能性に気づく、大きな転機となったように思います。

たくさんの情報と選択肢があふれる社会、これからの私たちに必要なものは、「自ら探して、見つけて、取りにゆき、手にする力」だと思っています。自分が手に入れた情報や知識は生きてゆく上での選択肢を増やし、困難な時にだってきっと礎《いしずえ》となり、知らなければ見えなかったであろう、それ以外の多くの道を示してくれるはずです。よりよい未来や世界を、次世代に渡すことができますように。

最後に、私1人の力では決してここに辿り着くことはできませんでした。お忙しい中豊富な経験と知識でここまで導いてくださった編集担当Gakken 杉浦博道さん、惜しみない愛情と根性の使い方を体現してくださった長倉顕太さん、原田翔太さん、東京大学大学院医学系研究科公衆衛生学分野元教授小林廉毅先生そして教室スタッフの皆様、国立国際医療研究センター研究所糖尿病情報センター医療政策研究室長杉山雄大先生&井花庸子先生、生まれてからずっと私を信じて、破天荒でもやんちゃでも見守ってくれた母と弟と天国の父、こんなバタバタした日々を陰からずっと支えてくれた大切な夫、そして大好きな何より大切な2人の娘たち……、全ての人にめいっぱいの愛と感謝を込めて!!

２０２３年9月　柳澤綾子

身体を壊す健康法

年間500本以上読破の論文オタクの東大医学博士＆現役医師が、
世界中から有益な情報を見つけて解き明かす。

2023年10月10日　第1刷発行
2024年 1 月19日　第3刷発行

著　者　柳澤綾子
発行人　土屋 徹
編集人　滝口勝弘
編集担当　杉浦博道
発行所　株式会社Gakken
〒141-8416　東京都品川区西五反田2-11-8
印刷所　中央精版印刷株式会社

●この本に関する各種お問い合わせ先
本の内容については、下記サイトのお問い合わせフォームよりお願いします。
https://www.corp-gakken.co.jp/contact/
在庫については　Tel 03-6431-1250（販売部）
不良品（落丁、乱丁）については　Tel 0570-000577
学研業務センター　〒354-0045　埼玉県入間郡三芳町上富279-1
上記以外のお問い合わせは　Tel 0570-056-710（学研グループ総合案内）